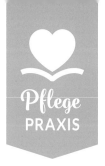

Pflege
PRAXIS

D1735310

David J. Gräter

Akute Notfälle in der Altenpflege

Symptome richtig erkennen – sicher reagieren

Was
Pflegekräfte
wissen
müssen!

schlütersche

»Wenn Sie die Prioritäten im Notfall richtig setzen, können Sie schnell und lebensrettend handeln!«

DAVID GRÄTER

pflegebrief
– die schnelle Information zwischendurch
Anmeldung zum Newsletter unter www.pflegen-online.de

Bibliografische Information der Deutschen Nationalbibliothek
Die Deutsche Nationalbibliothek verzeichnet diese Publikation in der Deutschen National-
bibliografie; detaillierte bibliografische Daten sind im Internet über http://dnb.de abrufbar.

ISBN 978-3-89993-969-9 (Print)
ISBN 978-3-8426-8951-0 (PDF)
ISBN 978-3-8426-8952-7 (EPUB)

© 2018 Schlütersche Verlagsgesellschaft mbH & Co. KG,
           Hans-Böckler-Allee 7, 30173 Hannover

Alle Rechte vorbehalten. Das Werk ist urheberrechtlich geschützt. Jede Verwertung außerhalb der gesetzlich geregelten Fälle muss vom Verlag schriftlich genehmigt werden. Alle Angaben erfolgen ohne jegliche Verpflichtung oder Garantie des Autoren und des Verlages. Für
Änderungen und Fehler, die trotz der sorgfältigen Überprüfung aller Angaben nicht völlig
auszuschließen sind, kann keinerlei Verantwortung oder Haftung übernommen werden. Die
im Folgenden verwendeten Personen- und Berufsbezeichnungen stehen immer gleichwertig
für beide Geschlechter, auch wenn sie nur in einer Form benannt sind. Ein Markenzeichen
kann warenrechtlich geschützt sein, ohne dass dieses besonders gekennzeichnet wurde.
Die beschriebenen Eigenschaften und Wirkungsweisen der genannten pharmakologischen
Wirkstoffe und Präparate sowie der beschriebenen Maßnahmen basieren auf den Erfahrungen des Autors, der größte Sorgfalt darauf verwendet hat, dass alle therapeutischen
Angaben dem Wissens- und Forschungsstand zum Zeitpunkt der Drucklegung des Buches
entsprechen. Ungeachtet dessen sind bei der Auswahl, Anwendung und Dosierung von
Therapien, Medikamenten und anderen Produkten in jedem Fall die den Produkten
beigefügten Informationen sowie Fachinformationen der Hersteller zu beachten; im
Zweifelsfall ist ein geeigneter Spezialist zu konsultieren. Der Verlag und der Autor über-
nehmen keine Haftung für Produkteigenschaften, Lieferhindernisse, fehlerhafte Anwendung oder bei eventuell auftretenden Unfällen und Schadensfällen. Jeder Benutzer ist
zur sorgfältigen Prüfung der durchzuführenden Medikation und Maßnahmen verpflichtet.
Für jede Medikation, Dosierung oder Applikation ist der Benutzer verantwortlich.

Titelbild: 32 pixels – stock.adobe.com
Covergestaltung und Reihenlayout: Lichten, Hamburg
Druck: Salzland Druck GmbH & Co. KG, Staßfurt

Inhalt

Vorwort

Akute, lebensbedrohliche Notfallsituationen sind im Pflegealltag der Alten-
hilfe eher selten. Sogar in der professionellen Pflege von multimorbiden,
also mehrfacherkrankten, Menschen sind sie nicht an der Tagesordnung.
Aufgrund der fehlenden Routine besteht bei Pflege- und Betreuungskräften
daher vielfach Unsicherheit. Diese Verunsicherung betrifft in erster Linie
die korrekte und konkrete Vorgehensweise bei der Ersteinschätzung eines
Notfalls, die primäre Untersuchung des Betroffenen sowie die Maßnahmen
der Ersten Hilfe.

Dieses Buch schafft Abhilfe. Es zeigt Ihnen sowohl Möglichkeiten der standardisierten und strukturierten Ersteinschätzung von Notfallsituationen
sowie Patientenzuständen als auch eine prioritätenorientierte Vorgehensweise der Erstbehandlung auf. Diese Vorgehensweise unterstützt Sie in
Ihren folgerichtigen Handlungen bei einem Notfall, sodass Sie

- lebensbedrohliche von nicht lebensbedrohlichen Problemen unterscheiden können;
- aufgrund der erhobenen Beschwerden in der Lage sind, ein Leitsymptom
  beim Betroffenen zu benennen, das Ihnen Ihr weiteres Vorgehen vorgibt;
- korrekte symptom- und prioritätenorientierte Sofortmaßnahmen einleiten können;
- zudem erweiterte Maßnahmen durchführen können.

In der Regel ist nur eine leitsymptomorientierte Untersuchung und Behandlung vonnöten, um eine effektive Erstversorgung zu ermöglichen.
Die meisten Notsituationen benötigen keine schwer zu stellenden Einzel-
fall-Diagnosen für das richtige Handeln. Daher fokussiert sich dieses Buch
auf die schnell zu erfassenden Leitsymptome.

Für Interessierte werden dennoch diverse Krankheitsbilder und deren spezifische Behandlungsmöglichkeiten dargestellt. Auch hier erfolgt immer
zuerst die Orientierung am Leitsymptom, gefolgt von spezifischen Untersuchungen und Behandlungen der einzelnen Notfallbilder.

Doch nicht nur das Einschätzen von Notsituationen und das Durchführen von Erstmaßnahmen bereitet vielen professionellen Pflegefachkräften Sorgen. Auch Pflichten, die im Rahmen von gesetzlichen Vorgaben gelten, verursachen Unsicherheiten. Daher werden die Pflichten im Rahmen von Akutsituationen, das Absetzen eines Notrufes sowie die Übergabe des Patienten an das notfallmedizinische Fachpersonal ebenfalls genauer betrachtet.

Die Struktur des Buches entspricht im Wesentlichen einem Handlungsschema, wie es im Rahmen eines Notfalls sinnvollerweise eingehalten werden sollte. Dabei wird sich an der Ablauforganisation der Rettungskette orientiert.

Als Einstieg bietet Ihnen das Buch einen kleinen Wissenstest mit zehn Fragen zum Thema Notfallversorgung und Erste Hilfe in der Altenpflege an. Im Buch werden Sie auf jeden Fall die korrekten Antworten sowie notwendige, weiterführende Hinweise finden. Viel Erfolg!

David Gräter

Danksagung

Ich danke den folgenden Personen und Einrichtungen:
Claudia Flöer und Petra Heyde für die Projektbegleitung und das Lektorat, dem DRK-Seniorenzentrum Garbsener Schweiz gGmbH für den Austausch über die Inhalte und die Notwendigkeit, Rechtsanwalt Thorsten Ohlmann für seine Beratung, Christine Stahl für die Fotos, Peter Günther für die Patientendarstellung, der Notfallsanitäterschule Städtisches Klinikum Braunschweig gGmbH für die Zurverfügungstellung der Räumlichkeiten sowie Martina Boving und Vincent Bethke für ihre fachliche Beratung.

1 Wissenstest

Die folgenden Fragen und Antwortmöglichkeiten zeigen Ihnen Ihr Wissensspektrum rund um Notfälle in der Altenpflege auf. Testen Sie Ihre aktuellen Kenntnisse, überprüfen Sie Ihr Wissen und schauen Sie, wo Sie Informationsbedarf haben.

Es ist immer nur eine Antwortmöglichkeit richtig. Die Lösungen finden Sie hier: (▶ Kap. 7)

Wissenstest – Notfälle in der Altenpflege

Nummer	Frage	Antworten (Bitte kreuzen Sie die richtige Antwort an.)
1	Sie werden zu einem Bewohner einer anderen Abteilung gerufen, der reglos und ohne Atmung auf dem Boden liegt. Sie kennen ihn nur vom Sehen. Was tun Sie? Welche Antwort ist richtig?	1. Ich hole sofort den automatischen Defibrillator. 2. Ich beginne nicht mit der Wiederbelebung, da ich den Willen des Betroffenen nicht kenne. 3. Ich darf keine Herzdruckmassage durchführen, wenn meine letzte Erste-Hilfe-Fortbildung länger als ein Jahr her ist. 4. Ich rufe um Hilfe und beginne sofort mit der Herzdruckmassage.
2	Worauf sollten Sie im Rahmen einer Notfallsituation als erstes achten, wenn Sie auf die Situation zukommen?	1. Ich kontrolliere sofort den Kreislauf. 2. Die höchste Priorität hat das Messen des Blutzuckerspiegels. 3. Ich versuche, Gefahren für mich und den Betroffenen zu erkennen und auszuschalten. 4. Als erstes sollte ein Arzt gerufen werden.
3	Sie treffen auf einen bewusstlosen Bewohner, mit starker, spritzender Blutung aus dem Unterarm, die er sich bei einem Sturz und einem Schnitt an zerbrochenem Glas zugezogen hat. Von dem Glas bzw. den Scherben gehen keine Gefahren aus. Welche medizinische Maßnahme steht nun an erster Stelle?	1. Ich bringe den Betroffenen in eine stabile Seitenlage. 2. Ich versuche sofort die Blutung zu stoppen. 3. Ich rufe einen Arzt. 4. Ich kontrolliere die Patientenverfügung.
4	Eine Bewohnerin liegt in ihrem Bett auf dem Rücken. Sie scheint erbrochen zu haben. Außerdem wirkt sie sehr blass. Was kontrollieren Sie zuerst?	1. Ich kontrolliere den Mundraum. 2. Da die Bewohnerin blass ist, messe ich den Blutdruck. 3. Ich schließe eine Pulsoxymetrie an, um die Sauerstoffsättigung zu bestimmen. 4. Ich führe eine Untersuchung von Kopf bis Fuß bei der Bewohnerin durch.

Nummer	Frage	Antworten (Bitte kreuzen Sie die richtige Antwort an.)
5	Sie werden im Speiseraum von einer Kollegin um Hilfe gefragt. Ihr Bewohner klagt über Brustenge und leichte Luftnot. Welche Maßnahme führen Sie nun durch?	1. Ich kontrolliere als erstes die Kreislaufsituation. 2. Als erstes messe ich den Blutzuckerspiegel. 3. Nach der Kontrolle der Atemwege überprüfe ich die Atmung. 4. Ich mache einen FAST-Test.
6	Welche der folgenden Befunde liefert Ihnen keine direkten Informationen über die Kreislaufsituation eines Erkrankten?	1. Der Spannungszustand der Haut (Hautturgor) 2. Die Pulsqualität 3. Die Atemfrequenz 4. Die Färbung der Haut (Hautkolorit)
7	Welches ist die europaweit einheitliche Notrufnummer?	1. Es gibt keine einheitliche Nummer. 2. 112 3. 911 4. 110
8	Welche Angabe hat bei einem Notruf einen geringen Stellenwert?	1. Notfallort 2. Leitsymptom 3. Vorerkrankungen der Betroffenen 4. Erreichbarkeit für einen Rückruf
9	Welches ist kein Bestandteil der SAMPLE-Anamnese?	1. Letzte Mahlzeit 2. Symptome 3. Allergien 4. Pupillenkontrolle
10	Sie führen eine erweiterte Untersuchung bei einem Erkrankten mit dem Leitsymptom »neurologisches Defizit« durch. Welche Untersuchung hat bei diesem Leitsymptom keine Priorität?	1. FAST-Test 2. Blutzuckermessung 3. Pupillenkontrolle 4. Auskultation der Lunge

2 Rechtliche Aspekte

Die rechtlichen Pflichten im Rahmen der Notfallhilfe sowie ethische Aspekte erregen regelmäßig die Gemüter und sorgen zudem für Verunsicherung bei medizinischem oder pflegerischem Fachpersonal: Was muss man? Was darf man? Und was darf man keinesfalls tun?

Es stellen sich beispielsweise die folgenden konkreten Fragen:
- Muss bei einem Herzkreislaufstillstand eines Bewohners in einer Altenpflegeeinrichtung unverzüglich mit der Wiederbelebung begonnen werden?
- Ist eine Wiederbelebung ethisch vertretbar, wenn der Betroffene multimorbid und über 90 Jahre alt ist?
- Oder darf hingegen keinesfalls darauf verzichtet werden?
- Muss andererseits sogar darauf verzichtet werden, wenn sich der Betroffene in seiner Patientenverfügung ausdrücklich dagegen ausgesprochen hat?
- Was tun, wenn man als Ersthelfer den Inhalt oder die Existenz einer solchen Verfügung nicht kennt?

Prinzipiell gilt: Weder muss in jeder Situation alles gemacht werden, noch ist keine Hilfeleistung der richtige Weg. Es kommt eben darauf an ...

Akuter Notfall! Was müssen Sie tun, was dürfen Sie nicht? Beachten Sie die Kapitel 2.1 bis 2.3!

Deshalb müssen unterschiedliche rechtliche Aspekte betrachtet werden. Dazu gehört zum einen der Wille des Betroffenen. Den hat er kundgetan in seiner Patientenverfügung und den entsprechenden Einwilligungen, die

dort niedergeschrieben sind. Dazu gehört aber auch die Verpflichtung jedes Einzelnen, zu helfen – gemäß § 323 c Unterlassene Hilfeleistung StGB (Strafgesetzbuch). Bei professionellen Altenpflegekräften mit Garantenstellung sind beim Unterlassen von Maßnahmen umfänglichere strafrechtliche Konsequenzen zu beachten – siehe § 13 StGB Begehen durch Unterlassen.

2

2.1 Patientenverfügung und Einwilligung

Die Patientenverfügung dient dazu, den entsprechenden Menschen an der Entscheidung über sein weiteres Leben oder seiner Gesundheit im Rahmen einer schweren Erkrankung oder eines Notfalls zu beteiligen – auch für den Fall, dass er sich krankheitsbedingt dann nicht mehr äußern kann. So kann der Wille vorab in einer Patientenverfügung schriftlich formuliert werden. Der Betroffene erklärt damit schon im Vorhinein, ob er in zukünftige Maßnahmen einwilligt oder diese verweigert.

Grundsätzlich kann gesagt werden, dass jeder Betroffene bei jeglicher Durchführung einer medizinischen Maßnahme einwilligen muss. Dieses gilt besonders für Eingriffe in den Körper oder die Gesundheit. So ist es im BGB (Bürgerliches Gesetzbuch) § 630 d Einwilligung geregelt. Somit entscheidet jeder selbst, ob er behandelt werden möchte oder nicht. Jeder einwilligungsfähige Volljährige kann schriftlich festlegen, ob er – im Falle einer Untersuchung, einer Heilbehandlung oder eines ärztlichen Eingriffs – diese überhaupt wünscht. Dabei muss die Willensäußerung nicht unmittelbar vor diesen Handlungen stattfinden, sie kann im Vorhinein erfolgen. Es wird vorab geäußert, ob in die Maßnahmen eingewilligt wird oder diese untersagt werden. Das regelt der § 1901 a BGB Patientenverfügung.

> Die Patientenverfügung: Vorab über Heilbehandlungen und medizinische Eingriffe entscheiden.

Es dürfen also keine Maßnahmen durchgeführt werden, stehen diese nachweislich entgegen dem aktuellen Willen des Betroffen. Besteht akute Lebensgefahr, und es liegt keine Patientenverfügung vor, muss im Sinne des mutmaßlichen Willens des Betroffenen gehandelt und entschieden werden.

Liegt jedoch eine gültige Patientenverfügung vor, so ist diese rechtlich bindend. Allerdings kann eine schriftliche Patientenverfügung jederzeit widerrufen werden. Das kann auch mündlich geschehen. Deshalb ist es in einem Notfall sehr schwierig zu prüfen, ob zum einen die Patientenverfügung aktuell und gültig ist. Zum anderen muss geschaut werden, ob sie auf die vorgefundene Notfallsituation zutrifft.

Fazit **Patientenverfügung vorhanden – aber ...**

Bei Unklarheiten über den Inhalt und die Gültigkeit der Patientenverfügung in zeitkritischen Situationen, wie beispielsweise einem Herzkreislaufstillstand, sollte trotzdem mit lebensrettenden Maßnahmen begonnen werden!

2.2   Unterlassene Hilfeleistung

Jedermann kann sich im Sinne der unterlassenen Hilfeleistung strafbar machen. Dieses ist losgelöst von den Qualifikationen oder Kompetenzen der Personen. Im § 323 c StGB ist Näheres beschrieben: *»Wer bei Unglücksfällen oder gemeiner Gefahr oder Not nicht Hilfe leistet, obwohl dies erforderlich und ihm den Umständen nach zuzumuten, insbesondere ohne erhebliche eigene Gefahr und ohne Verletzung anderer wichtiger Pflichten möglich ist, wird mit Freiheitsstrafe bis zu einem Jahr oder mit Geldstrafe bestraft.«*[1]

Wichtig hierbei: Die Hilfeleistung muss für den Helfenden zumutbar sein. Außerdem braucht sich der Helfende nicht selbst in erhebliche Gefahr bringen. Und: Eine Bestrafung bei der Behinderung von Helfenden kann ebenfalls erfolgen.

---

[1]   https://www.gesetze-im-internet.de/stgb/__323c.html, Zugriff am 05.03.2018

> **Beispiel** › **Notfall – wie Sie als Vertretung helfen müssen!**

Im Rahmen Ihres Spätdienstes haben Sie für eine erkrankte Kollegin in einem anderen Stationsbereich den Dienst übernommen. Sie kennen die dortigen Bewohner nicht alle im Detail. Eine Bewohnerin ruft Sie um Hilfe: Im Nachbarzimmer liegt Peter Paul regungslos auf dem Boden. Sein Gesicht ist blass gräulich verfärbt, die Lippen sind blau. Es sind keine Gefahren zu erkennen. Bei näherer Betrachtung stellen Sie fest, dass Herr Paul nicht mehr atmet.

In diesem Fall müssen Sie weitere Hilfe holen. Außerdem weisen Sie als professionelle Pflegefachkraft eine besondere Fachkenntnis auf: Das Einleiten von lebensrettenden Maßnahmen, hier beispielsweise der Brustkorbkompression, ist für Sie zumutbar. Da Sie den Inhalt einer möglichen Patientenverfügung und somit den Willen von Herrn Paul nicht kennen und höchste Eile geboten ist, müssen Sie helfen. Sie beginnen mit den Wiederbelebungsmaßnahmen.

Sämtliche Namen sind frei erfunden, Übereinstimmungen mit tatsächlichen Personen wären rein zufällig und nicht beabsichtigt.

2.3 »Begehen durch Unterlassen« (Garantenstellung)

Wie sieht ansonsten die rechtliche Situation für Pflege- und Betreuungskräfte sowie andere medizinische Fachberufe aus? Dazu gibt der § 13 StGB (Strafgesetzbuch) Auskunft: Er beschäftigt sich mit dem sogenannten Begehen durch Unterlassen. Das bedeutet:

Üben professionelle Pflegefachkräfte ihre dienstliche Tätigkeit aus, haben sie in der Regel eine **Obhutspflicht** gegenüber ihren Bewohnern. Diese ergibt sich unter anderem aus dem Vertrag, der zwischen dem Bewohner und der Pflegeeinrichtung oder dem Pflegedienstleister gemacht wurde. Ferner ergibt sie sich aus dem Arbeitsvertrag der Fachkraft mit ihrem Arbeitgeber. Daneben spielen die Funktion der Fachkraft und ihr Ausbildungsstand eine wichtige Rolle. Diese Verantwortung gegenüber den Bewohnern hinsicht-

lich ihres Wohls und ihrer Gesundheit wird auch als **Garantenstellung** beschrieben.

Besteht eine Obhutspflicht, kann eine Pflegefachkraft dafür strafbar gemacht werden, wenn sie eine Schädigung des ihr betrauten Bewohners nicht abwendet. Also nichts tut, obwohl sie zu einer Handlung verpflichtet ist.

Wird beispielsweise keine Dekubitus- oder Sturzprophylaxe durchgeführt, und es kommt zu einer Verletzung, könnte eine Bestrafung wegen Körperverletzung aufgrund eines »Begehens durch Unterlassen« erfolgen. Das bedeutet, dass die Pflegefachkraft für die Körperverletzung des Bewohners mitverantwortlich ist, da durch ihr Nichtstun die Verletzung nicht verhindert wurde, obwohl das Verhindern der Verletzung die Aufgabe der Fachkraft gewesen wäre.

Gleiches gilt auch für den Fall, dass eine Person einen Atem- und Kreislaufstillstand erleidet und keine Wiederbelebungsmaßnahmen eingeleitet werden. Verstirb diese Person aufgrund des Nichthelfens, könnte sogar eine Bestrafung wegen Totschlags durch Unterlassen erfolgen.

> **Wichtig**   Garantenstellung – welche Pflicht haben Sie?
>
> Haben Sie aufgrund Ihrer Tätigkeit und Funktion eine Garantenstellung für Ihre Bewohner, können Sie aufgrund eines Nichthelfens für die Folgen strafrechtlich verantwortlich gemacht werden.
> Haben Sie eine Garantenstellung und führen etwa keine Wiederbelebungsmaßnahmen durch, kann Ihnen ein hoher Strafvorwurf gemacht werden, der nach Gesetzeslage sogar mit einer lebenslangen Haftstrafe bestraft werden kann.

Liegt eine Patientenverfügung vor, die inhaltlich bekannt sowie gültig ist und in der ausdrücklich Wiederbelebungsmaßnahmen untersagt sind, wäre das Nichtstun keine strafbare Handlung mehr. Diese Information muss jedoch schon vor dem Ereignis bekannt sein. Sind Sie sich über den Inhalt einer Patientenverfügung nicht sicher, darf das Beschaffen dieser Informa-

tionen potenzielle Wiederbelebungsmaßnahmen nicht verzögern. Sie sollten also bis zur sicheren Kenntnis des ablehnenden Inhalts einer Patientenverfügung auf Nummer sicher gehen und Wiederbelebungsmaßnahmen
durchführen, damit Sie sich keiner möglichen strafbaren Handlung schul-
dig machen.

2

3 Vorgehen in Notfallsituationen

Im Fall einer akuten medizinischen Notfallsituation sind unter Umständen viele schwerwiegende Probleme zeitgleich zu behandeln. Es gilt, den Überblick zu behalten, die richtigen Entscheidungen zu treffen und zielgerichtete Maßnahmen durchzuführen. Das ist für ungeübte Helfende nicht einfach. Um solche seltenen und komplexen Situationen gut zu bewältigen, sollte eine **standardisierte und prioritätenorientierte Vorgehensweise** gewählt werden. Was das bedeutet, stelle ich Ihnen hier vor.

Erkennen Sie einen bedrohlichen Gesundheitszustand, so greift das Modell der sogenannten **Rettungskette**. Hier gibt es unterschiedliche Modelle. Hier wird ein Modell präsentiert, das an die im Buch beschriebene Vorgehensweise im Notfall angepasst ist. Die Rettungskette stellt den organisatorischen Ablauf eines Notfalls dar und besteht aus fünf Kettengliedern (▶ Abb. 1).

Bei der Betrachtung des Modells wird sofort deutlich: Die Versorgung der betroffenen Person durch den Rettungsdienst erfolgt erst zu einem späteren Zeitpunkt (Rettungskette Punkt 4). Davor sind Verunfallte und Erkrankte zwingend auf die Hilfe von Notfallzeugen angewiesen. Das wird umso deutlicher, wenn die Hilfsfrist des Rettungsdienstes näher betrachtet wird.

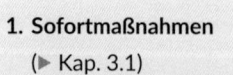

1. Sofortmaßnahmen
(▶ Kap. 3.1)

2. Notruf
(▶ Kap. 3.2)

3. Erweiterte Maßnahmen
(▶ Kap. 3.3) (▶ Kap. 4)

4. Rettungsdienst
(▶ Kap. 5)

5. Krankenhaus

Abb. 1: Ablauf der Rettungskette

Die Hilfsfrist wird in den Rettungsdienstgesetzen jedes Bundeslandes geregelt. In der Regel beträgt diese zwischen 8–15 Minuten, je nach Region. Gerade im ländlichen Bereich kann es dementsprechend lange dauern, bis ein Rettungswagen den Notfallort erreicht. Die Hilfsfristen sind zu mindestens 95 % einzuhalten. Das bedeutet, dass es aufgrund zeitweiser starker Auslastungen der Rettungsdienste, besonderer Wetterlagen oder anderer Gründe im Einzelfall zu deutlichen längeren Wartezeiten kommen kann. Ein Betroffener kann bei akuter gesundheitlicher Gefährdung eine solche Zeit aber möglicherweise nicht ohne effektive Hilfe überleben – beispielsweise beim Herzkreislaufstillstand, einem drohenden Ersticken oder einer starken Blutung. Daher muss es Ersthelfer geben, die kompetent handeln können.

> Hilfsfrist: Das ist die Zeit, in der ein Rettungsmittel – in der Regel vom Rettungsdienst – am Notfallort eintreffen muss.

> **Wichtig**   **Zeit – ein wichtiger Faktor**
>
> Potenziell »verlorene Zeit« bei der Erstversorgung in Notfallsituatio-
> nen kann trotz guter medizinischer Weiterversorgung nicht aufge-
> holt werden!
>   Daher ist die Hilfe von Notfallzeugen und Ersthelfern zwingend
> erforderlich – auch wenn in Deutschland ein flächendeckendes,
> qualitativ gutes Rettungsdienstsystem vorhanden ist.

Im Folgenden wird die Rettungskette näher beschrieben. Die detaillierte Er-
klärung der Vorgehensweise entnehmen Sie den nächsten Kapiteln.

Im Rahmen der Rettungskette wird mit der **initialen Beobachtung**
(▸ Kap. 3.1.1) **und dem Vorgehen nach dem BAK-Schema** (▸ Kap. 3.1.2) begonnen. Bei der initialen Beobachtung gilt es auf das Umfeld, die Situation
sowie auf mögliche Gefahren zu achten. So erfolgt an dieser Stelle beispielsweise auch das Absichern einer Einsatzstelle.

BAK bedeutet das
Einschätzen von:
B = Bewusstsein
A = Atemwege und
    Atmung
K = Kreislauf

Was die betroffene Person angeht, stellt das BAK-Schema die Ersteinschätzung im Notfall dar. **Die BAK-Beur-
teilung müssen Sie immer durchführen.** Denn aus Ihrer
Ersteinschätzung des Betroffenen – sein Bewusstsein,
die Atemwege sowie die Atmung und den Kreislauf be-
treffend –, lassen sich notwendige Sofortmaßnahmen
ableiten! Das kann beispielsweise das Freimachen der
Atemwege oder das Stoppen einer starken Blutung sein.

Nachdem Sie sich einen Überblick über die Situation verschafft haben, können Sie einen qualitativ hochwertigen Notruf absetzen, um weitere Hilfe
anzufordern. Sie sind dann in der Lage, der Notrufzentrale schon wichtige
Informationen zukommen zu lassen (▸ Kap. 3.2).

Im Anschluss erfolgen die zielgerichtete Untersuchung der betroffenen
Person sowie das Durchführen erweiterter Maßnahmen, bis der Rettungsdienst eintrifft (▸ Kap. 3.3). Bevor der Rettungsdienst die Versorgung über-

nimmt, sollte eine professionelle Übergabe (▶ Kap. 5) an diesen erfolgen. Dazu gehört das Schildern der Situation, des Gesundheitszustands und der eingeleiteten Maßnahmen. Trotz der Übernahme durch den Rettungsdienst wird Ihre Unterstützung häufig noch weiter vonnöten sein, beispielsweise beim Umlagern o. Ä. Deshalb sollten Sie sich erst von dem Notfallort entfernen, wenn Ihre Unterstützung wirklich nicht mehr benötigt wird – fragen Sie deshalb die verantwortliche Rettungskraft, ob Sie gehen können.

Erfolgt der Transport durch den Rettungsdienst in das Krankenhaus, so fallen gegebenenfalls noch weitere Aufgaben für Sie an. Neben der Dokumentation Ihrer Maßnahmen und des Notfallgeschehens, könnte beispielsweise das Informieren der Angehörigen notwendig sein.

3.1   Standardisierte, prioritätenorientierte Vorgehensweise

Ein **standardisierter Ablauf** ermöglicht es Ihnen, in jeder Situation ähnlich oder gar identisch vorzugehen. Dieses einheitliche Vorgehen gibt Ihnen und anderem Fachpersonal Handlungssicherheit: In Notfallsituationen wird immer gleich untersucht und dann situativ behandelt. An dieser Vorgehensweise können sich sowohl routinierte als auch unsichere Helfende orientieren, ohne lange überlegen zu müssen. Standardisierte Abläufe tragen außerdem dazu bei, dass Helfenden mehr Verarbeitungskapazität ihres Gehirns zur Verfügung stehen, um auf zusätzliche, situative Probleme reagieren zu können. Standardisierte Abläufe helfen, in Stresssituationen wichtige Einschätzungen durchzuführen, die sonst nur unterbewusst erfolgen, wie etwa die Einschätzung der Umgebung und möglicher Gefahren für den Betroffenen und die Helfer.

Prioritätenorientiertes Vorgehen bedeutet, dass die wichtigsten Untersuchungen zuerst durchgeführt werden. Ebenfalls folgt daraus, dass die zeitkritischsten Maßnahmen die höchste Priorität haben: Sie werden als erstes durchgeführt.

> **Beispiel** | **Entscheiden Sie nach Priorität!**
>
> Sie treffen auf die 85-jährige Bewohnerin Maria Müller mit Diabetes. Sie klagt über Luftnot, liegt flach auf dem Bett, trägt eine hochgeschlossene Bluse und ein Halstuch.
> Hier steht die Atemnot an erster Stelle und macht den bedrohlichen Zustand aus: Die ersten Maßnahmen bestehen daher im Hochlagern des Oberkörpers, im Entfernen des Halstuches und Öffnen der oberen Blusenknöpfe, um der Frau die Atmung zu erleichtern.
> Ihren Blutdruck zu messen und/oder den Blutzuckerspiegel zu bestimmen, sind hingegen nachgeordnete Maßnahmen in dieser Notfallsituation.

3.1.1 Initiale Beobachtung

Vor Beginn der strukturierten Patientenversorgung sollten Sie im Rahmen der initialen, also anfänglichen Beobachtung die Sicherheit sowie die Situation analysieren. Dabei steht die Sicherheit an erster Stelle. Ist die betroffene Person beispielsweise sehr aggressiv, sollten Sie das frühzeitig erkennen und erst einmal Abstand halten. Es gibt aber auch noch viele andere Gefahrenquellen für Sie als Ersthelfer oder die betroffene Person – etwa spitze, scharfe Gegenstände am »Unfallort« oder mögliche Infektionserkrankungen des Betroffenen. Mögliche Gefahren frühzeitig zu erkennen und zu eliminieren beziehungsweise einzugrenzen, ist eine Grundvoraussetzung für eine sichere Notfallversorgung.

Bedenken Sie Ihre eigene Sicherheit! Schützen Sie sich vor Infektionen und anderen gefährlichen Dingen bei der Ersten Hilfe.

Nachdem Sie alle Gefahren erkannt und im Rahmen Ihrer Möglichkeiten eingegrenzt haben, erfolgt die weitere Beurteilung der Situation (▶ Tab. 1). Dieser Schritt ist wichtig, da Sie sich damit einen wichtigen Überblick über das gesamte Geschehen verschaffen. Dieser situative Blick dient z. B. dazu, mögliche Unfallmechanismen bei einem Sturz von einer Treppe, aus dem Bett oder eben auch Ursachen für zunächst unklare Beschwerden zu erkennen. So kann ein angebissenes Brot neben einem be-

wusstlosen Bewohner darauf hindeuten, dass ein Ersticken vorliegt. Fragen Sie Umstehende oder auskunftsfähige betroffene Personen selbst, was vorgefallen ist oder die akuten Beschwerden sind. Solche Informationen dienen dem schnellen Erkennen von Leitsymptomen und unterstützen beim Finden von Krankheitsursachen.

3

Tab. 1: Initiale Beobachtung – Sicherheits- und Situationsanalyse

	Beurteilung	Sofortmaßnahmen
Initiale Beobachtung	**Sicherheit:** Beachten Sie: • Haben Sie Anzeichen für Gefahrenquellen (z. B. übertragbare Infektionen, Rauch, spitze Gegenstände etc.)? • Befindet sich die betroffene Person in Sicherheit? • Tragen Sie ausreichende Schutzkleidung (z. B. bedarfsorientiert: Infektionsschutzhandschuhe, Schutzkittel, Mundschutz, Schutzbrille)?	• Gefahrenquelle eliminieren (z. B. brennende Kerze neben dem Bett ausmachen, spitze Gegenstände wegräumen etc.). • Person aus dem Gefahrenbereich retten. Gegebenenfalls Hilfe rufen. • Schutzausrüstung anlegen oder an die vorgefundene Situation anpassen.
	Situation: Sofern der Betroffene ansprechbar ist, fragen Sie: • Warum haben Sie mich gerufen? • Welches sind Ihre akuten Hauptbeschwerden? Beurteilen Sie: • Was sehen Sie im Umfeld der betroffenen Person (z. B. ein angebissenes Brot, eine leere Medikamentenschachtel, einen umgefallenen Stuhl oder Rollator etc.)? • Was sehen Sie an der betroffenen Person, z. B. lebensbedrohliche, externe Blutungen (sind Blutlachen sichtbar?), Krämpfe, Atemstillstand etc.?	• Bei Blutung: sofortige Blutungskontrolle! • Bei Krampfanfällen: Sofort alle Möbel und Gegenstände aus dem Umfeld entfernen oder abpolstern, an denen sich die Person verletzen könnte.

3.1.2 BAK-Schema

Doch wie können Sie als Helfende einfach standardisiert und prioritäten-orientiert in Notfallsituationen helfen? Dafür wurde das **BAK-Schema** entwickelt und gibt Ihnen Hilfestellung. Die Buchstaben B, A und K stehen dabei für Köperregionen oder Körperfunktionen, die Sie in dieser Reihenfolge – B-A-K – in **jeder Notfallsituation** überprüfen. Gegebenenfalls sind nach der Überprüfung Sofortmaßnahmen notwendig. Diese erfolgen symptomorientiert, ohne eine Verdachtsdiagnose stellen zu müssen.

Wichtig ▶ **Beurteilen Sie schnell mit BAK!**

Das BAK-Schema soll Ihnen helfen, eine Schnellbeurteilung von kritisch kranken Personen vorzunehmen!

In der professionellen Notfallmedizin wird dafür das **ABCDE-Schema** als Standard verwendet. In diesem Buch wurde einfachheitshalber auf das BAK-Schema zurückgegriffen, da hiermit eine einfache und ausreichende Schnellbeurteilung stattfinden kann.

B = Bewusstsein

Begonnen wird mit dem Buchstaben B – für Bewusstsein. Prüfen Sie die Bewusstseinslage des Betroffenen. Schaut er Sie mit wachen Augen an, ist er ansprechbar? Oder sind die Augen zwar geöffnet, der Betroffene ist aber trotzdem nicht richtig wach? Liegt eine Bewusstseinsminderung vor – ist der Grad seiner Wachheit/Aufmerksamkeit gemindert? Wenn ja, besteht vielleicht sogar eine Bewusstlosigkeit?

Zur Einschätzung des Bewusstseinsstatus bietet sich das sogenannte WASB-Schema an (▶ Tab. 2). Dabei wird der Betroffene schon beim Auffinden in der Situation beobachtet, es wird auf Hinweise für ein neurologisches Defizit bei ihm geachtet: Ist er wach, hat er die Augen geöffnet und/oder reagiert auf Ihre Ansprache? Dann können Sie ihn hinsichtlich seiner eigenen Aussagen und Angaben weiter einschätzen. Ist er hingegen zum Ort, zur Zeit, zur Person und zur aktuellen Situation nicht orientiert und reagiert

womöglich nicht auf Ihre Ansprache, müssen Sie von einer Bewusstseins-einschränkung ausgehen. Prüfen Sie daraufhin, ob er auf einen Schmerzreiz reagiert. Dokumentieren Sie Ihre Befunde. Ist keine Reaktion feststellbar, so ist die betroffene Person wohl bewusstlos.

3

Tipp

Beachten Sie: Eine Demenzerkrankung oder ein Schlaganfall als Vorerkrankung können die Beurteilung erschweren. Sie kennen Ihre Bewohner am besten! Fragen Sie sich immer, welche Beschwerden neu aufgetreten sind? Was ist heute anders als sonst?

Tab. 2: Initiale Beobachtung – Bewusstsein

	Beurteilung	Sofortmaßnahmen

Bewusstsein	**WASB-Schema:**
	• **W** (wach, Augen geöffnet)
	  Ist orientiert hinsichtlich:
	  – Zeit
	  – Ort
	  – Person
	  – Situation
	• **A** (reagiert auf Ansprache)
	• **S** (reagiert auf Schmerzreiz)
	• **B** (keine Reaktion →Bewusst-losigkeit)
		Bei Bewusstseinsminderung:
		• Schützen Sie den Betroffenen vor Stürzen (auf den Boden setzen, wenn der Patient auf einem Stuhl sitzt, sonst Gefahr des Herunterrutschens)!
		• Entfernen Sie vorsichtshalber Zahnprothesen, welche sich lösen könnten.
		Beachten Sie:
		Bei bewusstseinseingeschränk-ten Personen sollten Sie immer eine besondere Gefährdung für die Atmung beachten und daher die Atemwege frei halten!

A = Atemwege und Atmung

Der Buchstabe A steht für die Überprüfung der Atemwege und der Atmung. Zuerst sollten immer die Atemwege geprüft werden. Denn bei einer kompletten Verlegung der Atemwege – beispielsweise durch die Zunge, Flüssigkeiten und Sekrete, Nahrung oder einen Fremdkörper – tritt in kürzester Zeit ein Atem- und Kreislaufstillstand durch Ersticken ein. Deshalb stellt ein verlegter Atemweg einen lebensbedrohlichen Notfall dar. Ein offener, nicht verlegter Atemweg ermöglicht hingegen einen guten Luftdurchfluss und eine gute Belüftung der Lunge.

> Die Atemwege frei zu machen und offen zu halten, hat absolute Priorität.

Sind die Betroffenen wach und sprechen mit Ihnen, so können Sie Atemnebengeräusche wie ein Pfeifen hören oder andere Zeichen einer Fremdkörperverlegung erkennen. Werden keine Beschwerden in diesem Bereich angegeben oder erkannt, ist die Kontrolle schnell abgeschlossen. Trotzdem kann es hilfreich sein, die betroffene Person aufzufordern, den Mund zu öffnen und die Mundhöhle zu inspizieren. So sind Sie sicher, dass sich wirklich keine Fremdkörper im Mund-Rachen-Raum befinden. Bedenken Sie, dass Zahnprothesen bei Bewusstseinseintrübungen regelmäßig Probleme bereiten können und daher in einem akuten Notfall vorsorglich entfernt werden sollten.

Wichtig Im Fokus: Atemwege!

Bei einer Bewusstseinseintrübung müssen die Atemwege des Betroffenen immer kontrolliert und ggf. frei gemacht werden. Es empfiehlt sich eine bewusstlose Person mit vorhandener, ausreichender Atmung in die stabile Seitenlage zu bringen.

Liegt ein Erstickungsnotfall durch einen Fremdkörper vor, müssen Sie sofort handeln (▸ Kap. 4.5.2)!

Liegt eine Bewusstseinsminderung vor, muss immer eine Kontrolle der Atemwege durch eine Mundrauminspektion erfolgen. Stellen Sie dabei eine Verlegung fest, erfolgt ein sofortiges Freimachen der Atemwege. Atemwege können manuell, also mithilfe der Finger, mittels spezieller Zangen (z. B. Magill-Zangen) oder auch mit einer Absaugpumpe freigemacht werden. Jede Technik hat Vor- und Nachteile. Nutzen Sie nur die Techniken, bei deren Durchführung Sie sich sicher fühlen.

3

| *Wichtig* | **Zeichen einer Verlegung der oberen Atemwege** |

- plötzlicher (starker oder auch leiser) Husten
- pfeifendes (hochfrequentes) Atemgeräusch
- Unfähigkeit zu sprechen
- Luftnot (kein Atmen mehr möglich, Einziehungen im Bereich des Halses, der Schlüsselbeine oder der Rippen, Blaufärbung der Haut)
- Erstickungssymptome (Todesangst, Griff an den Hals, Panik, Rastlosigkeit, Schwitzen, Bewusstseinsminderung)

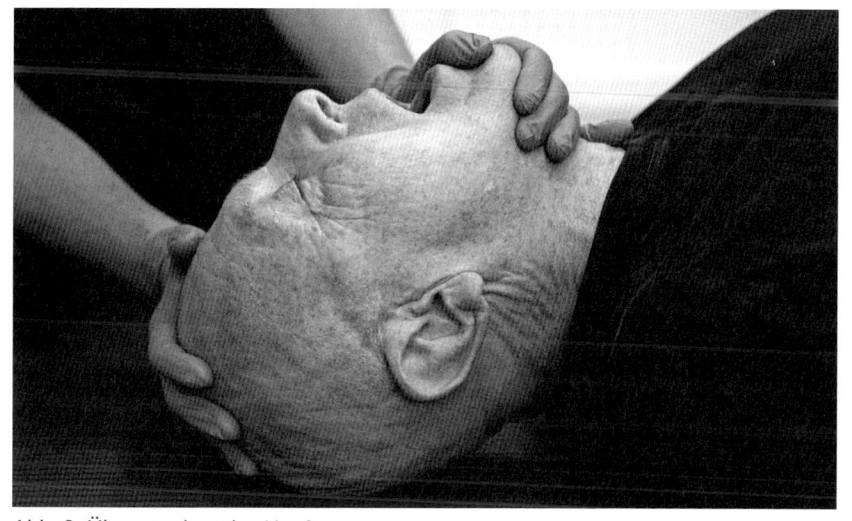

Abb. 2: Überstrecken des Kopfes

Überstrecken des Kopfes
Durch das Überstrecken des Kopfes und dem Anheben des Kinns werden
die Atemwege schnell geöffnet, indem der Zungengrund angehoben wird
(▶ Abb. 2). Dadurch verlegt die Zunge nicht mehr die oberen Atemwege.

Liegt eine Verletzung der Halswirbelsäule vor, so sollte nach Möglichkeit
der Kopf nicht mehr bewegt werden. In diesem Fall sollten Sie durch das
Anheben des Kinns versuchen, die Atemwege frei zu machen, ohne den Kopf
zu überstrecken (▶ Abb. 3). Dieses Vorgehen entspricht dem sogenannten
modifizierten Esmarch-Handgriff.

Absaugen des Mundrachenraums
Verlegt Sekret, Blut oder Erbrochenes den Mundrachenraum, dann werden
Sie die Atemwege nur schwer mit den Fingern frei bekommen. Nutzen Sie
dafür eine Absaugpumpe mit Absaugkatheter. Absaugpumpen können elek-
trisch oder mechanisch, etwa mit der Hand, betrieben werden.

Messen Sie vorab die Katheterlänge ab. Die korrekte Länge entspricht der
Strecke vom Mundwinkel zum Ohrläppchen des Betroffenen (▶ Abb. 4).

3

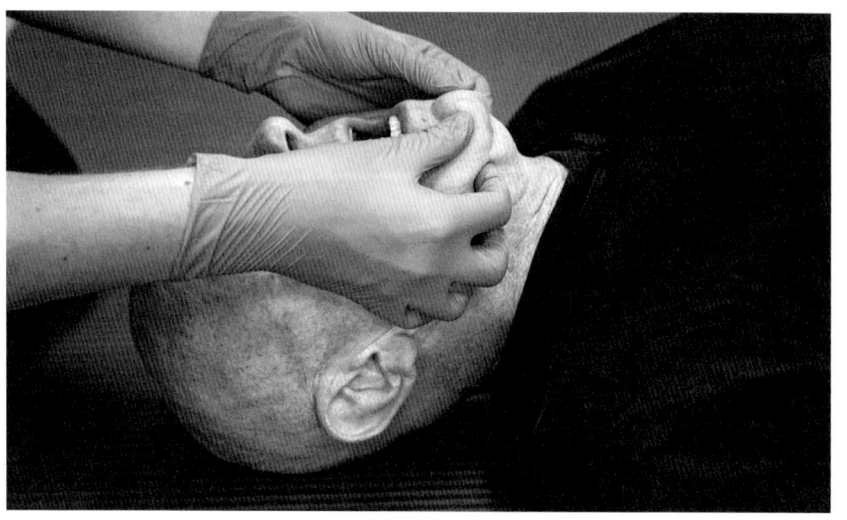

Abb. 3: Modifizierter Esmarch-Handgriff

Nachdem Sie die korrekte Länge bestimmt haben, führen Sie den Katheter ohne Sog vorsichtig in den Mundraum ein. Sollte die Person nicht vollständig bewusstlos sein und noch über Husten- und Würgereflexe verfügen, sollten Sie den Katheter nicht zu weit vorschieben. Andernfalls könnten Sie Erbrechen auslösen, was die Atemnot verstärken würde. Für das eigentli-

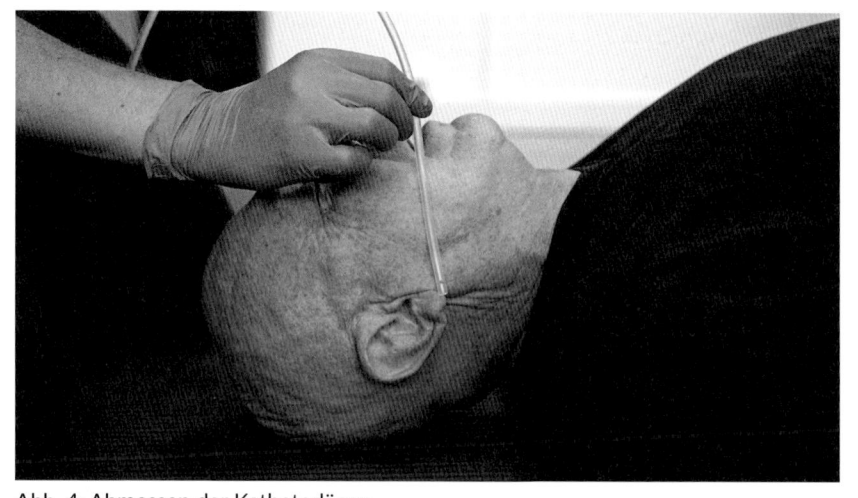

Abb. 4: Abmessen der Katheterlänge

che Absaugen aktivieren Sie nun den Sog und ziehen den Katheter vorsichtig zurück (▶ Abb. 5). Für ein erneutes Absaugen schieben Sie den Katheter wieder ohne Sog vor und ziehen ihn mit Sog zurück.

Stabile Seitenlage
Ist eine Person bewusstlos oder bewusstseinsgetrübt (eingeschränktes Bewusstsein) und atmet aber ausreichend, dann legen Sie sie in die stabile Seitenlage (▶ Abb. 6). Dabei stellt die Mundöffnung den niedrigsten Punkt dar, sodass Flüssigkeit aus dem Mund hinauslaufen kann und die Atemwege nicht verlegen. Der kontinuierlich überstreckte Kopf verhindert eine Atemwegsverlegung durch die Zunge. Liegt eine Brustkorbverletzung vor, legen Sie die Person auf die betroffene Brustkorbhälfte.

Atmung
Nach Kontrolle des Bewusstseins und der Atemwege wird die Kontrolle der Atmung durchgeführt (▶ Tab. 3). Achten Sie hier auf klare Signale einer Atemnot. Schauen Sie auf blaugefärbte Lippen und Nagelbette, da diese Anzeichen einer Ateminsuffizienz sind. Ebenso sind das Einsetzen der Atemhilfsmuskulatur, der sogenannte Kutschersitz – aufrechtes Sitzen des Betroffenen mit Abstürzen der Arme, Einziehungen im Bereich des Halses,

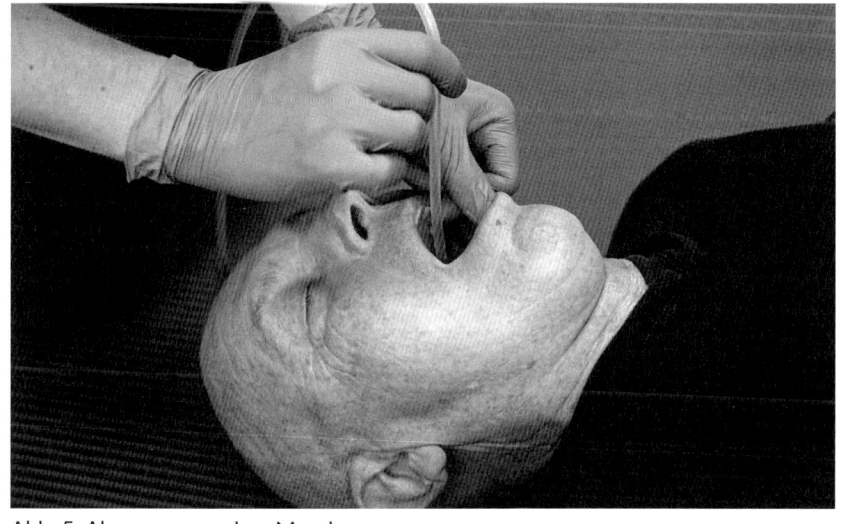

Abb. 5: Absaugen aus dem Mundraum

3

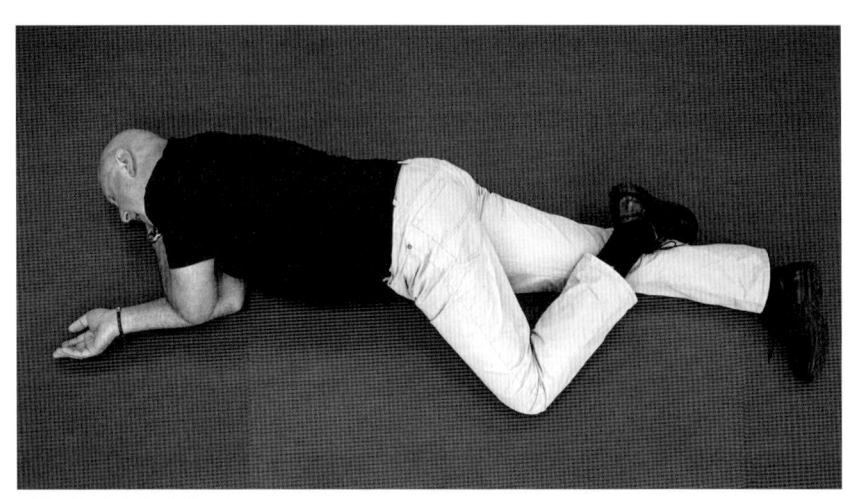

Abb. 6: Stabile Seitenlage

der Rippen und des Schlüsselbeins. Auch das Unvermögen mehrere Wörter hintereinander zu sprechen, ohne dabei Luft zu holen, ist ein Anzeichen einer akuten Atemnot (Dyspnoe) (▶ Abb. 7).

Außerdem ist die Atemfrequenz ein sehr wichtiges Zeichen für Luftnot. Ist sie deutlich erhöht oder eher verlangsamt? Zählen Sie die Atemfrequenz nach Möglichkeit aus, auch um Verbesserungen oder Verschlechterungen wahrzunehmen.

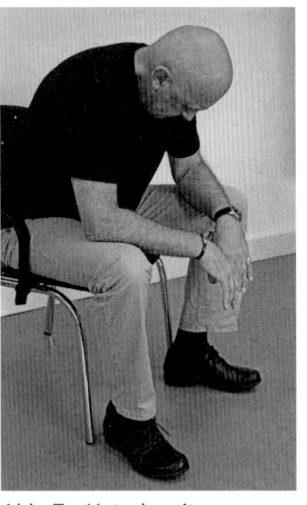

Abb. 7: »Kutschersitz«

Zusätzlich können Sie gegebenenfalls Hilfsmittel wie beispielsweise einen Sensor, der die Sauerstoffsättigung (SpO$_2$-Wert) misst – die sogenannte Pulsoxymetrie nutzen. Anzustreben ist ein SpO$_2$-Wert von 95 % oder mehr bei Personen mit normaler Hämoglobinkonzentration. Beträgt der Messwert 94 % oder weniger, so sollte eine Sauerstoffgabe erfolgen.

Jedoch gibt es Personengruppen, etwa COPD-Betroffene, die regelmäßig deutlich geringere Werte aufweisen. Hier sollte eine angepasste Sauerstofftherapie – nach Vorgabe des Arztes – beachtet werden. Die Zielsättigung beträgt bei COPD-Betroffenen 88-92 % Sauerstoff.

Mögliche Fehlerquellen der Pulsoxymetrie sind: schlechte Durchblutung, Kohlenmonoxidvergiftung, verrutschter Sensor.

Liegt eine Problematik im Bereich der Atmung vor, sollten beengende Kleidungsstücke geöffnet, kann Sauerstoff verabreicht oder eine Beatmung eingeleitet werden. Auch sollten Sie den Oberkörper hoch lagern (eine Ausnahme stellt die Bewusstlosigkeit dar) sowie die Einnahme verordneter Notfallmedikamente unterstützen.

Info

Zeichen einer Atemproblematik
- Atemerleichternde Sitzhaltung (z. B. aufgestützte Arme auf den Oberschenkeln, flaches Liegen wird nicht mehr toleriert)
- Blaufärbung der Haut (Lippen, Nase, Fingerspitzen)
- Erhöhte oder verminderte Atemfrequenz
- Sauerstoffsättigung < 95 %

Zeichen einer Ateminsuffizienz
- Sehr hohe (> 30/Min.) oder sehr geringe (< 6/Min.) Atemfrequenz
- Atemstillstand
- Bewusstlosigkeit
- Sauerstoffsättigung < 90 %

Tab. 3: Initiale Beobachtung – Atemwege und Atmung

	Beurteilung	Sofortmaßnahmen

Atemwege	**Zeichen einer Atemwegs-verlegung beim ansprechbaren Patienten:**
	• Sie hören Atemneben-geräusche, z. B. ein Pfeifen oder Schnarchen.
	• Beim Sprechen hören Sie Nebengeräusche z. B. eine kloßige Sprache.
	• Es wird ein Fremdkörper-gefühl angegeben.
	• Sie hören ein Gurgeln.
	• Sie bemerken ein effektives bzw. ineffektives Husten.
	• Mundraumkontrolle:
	  – Rötungen oder Schwellungen sind sichtbar.
	  – Blut, Erbrochenes, Zahnfragmente, lose Zahnprothesen, Essensreste oder sonstige Hindernisse befinden sich im Mund-Rachen-Raum.
		• Hilfe rufen
		• Herstellen einer Absaug-bereitschaft
		• Absaugen von Flüssigkeit aus dem Mundrachenraum
		• Entfernung von Fremd-körpern aus dem Mund-rachenraum
		• Rückenschläge/Heimlich-Handgriff
		• Vorsichtiges Überstrecken des Kopfes
		• Modifizierter Esmarch-Handgriff
		• Stabile Seitenlage

Atmung	**Zeichen einer Atemproblematik:** • Blaufärbungen (Zyanosen) der Lippen, Nagelbetten oder der Schleimhäute • deutlich erhöhte oder verminderte Atemfrequenz • Anstrengungen beim Sprechen (Sprechdyspnoe) • Einsetzen der Atemhilfs-muskulatur • Es wird Luftnot (Dyspnoe) angegeben. • Die gemessene Sauerstoff-konzentration (SpO_2) beträgt weniger als 95 %.	• Hochlagerung des Ober-körpers (wenn eine stabile Seitenlage **nicht** indiziert ist) • Entfernung beengender Kleidung • Sauerstoffgabe (über eine Nasenbrille oder eine Sauerstoffmaske) • Assistenz bei der Einnahme verordneter Medikamente • psychische Betreuung und Beruhigung

3

K = Kreislauf

Im Rahmen des BAK-Schemas wird abschließend eine Kreislaufkontrolle durchgeführt (▸ Tab. 4). Die Kreislaufkontrolle erfolgt erst an dritter Stelle, da Komplikationen im Bereich der Atemwege und Atmung auch Auswirkungen auf die Kreislaufsituation der Betroffenen haben. **Für die Kreislaufkontrolle erfolgen das Tasten des Pulses, das Messen des Blutdrucks und eine Betrachtung der Haut.**

Tasten Sie den **Puls** und beurteilen Sie die folgenden drei Kriterien:
1. Ist der Puls am Handgelenk – also peripher – tastbar oder nur noch zentral, beispielsweise am Hals? Ein Puls, der am Handgelenk nicht mehr zu tasten ist, kann auf eine schwache Durchblutung deuten. Ursachen dafür können zum Beispiel arterielle Gefäßverschlüsse oder ein niedriger Blutdruck sein.
2. Beurteilen Sie anschließend, ob der Puls regelmäßig oder unregelmäßig ist. Ein neu aufgetretener, unregelmäßiger Pulsrhythmus kann etwa aufgrund kardialer Ursachen entstehen oder auch die Folge einer Intoxikation sein.
3. Im Anschluss sollte noch die Pulsfrequenz erhoben werden. Tasten Sie den Puls dafür mindestens 30 Sekunden lang. Haben Sie jedoch Herzrhythmusstörungen schon im Vorhinein festgestellt, sollten Sie mindestens über den Zeitraum von einer Minute die Pulsfrequenz auszählen, um einen aussagekräftigen Wert zu erhalten.

Als Hilfsmittel steht Ihnen auch hier das Pulsoxymeter zur Verfügung, das Ihnen neben der Sauerstoffsättigung ebenfalls die Pulsfrequenz angibt. Erheben Sie dennoch zum Überprüfen mindestens einmal selbst die Pulsfrequenz und prüfen Sie, ob der von Ihnen erhobene Wert mit dem des Pulsoxymeters übereinstimmt. Schlecht durchblutete Finger, z. B. aufgrund von Kälte, Gefäßverschlüssen oder Hypotonie, können eine fehlerhafte Ableitung verursachen. Liegt eine Herzfrequenz von über 100 Schlägen pro Minute vor, wird das bei Erwachsenen als eine Tachykardie bezeichnet. Bei einer Herzfrequenz von unter 60 Schlägen die Minuten liegt eine Bradykardie vor. Sowohl bradykarde als auch tachykarde Herzrhyth-

Abweichende Herzfrequenzen beim Erwachsenen:
Bradycardie:
≤ 60/Min.
Tachycardie:
≥ 100/Min.

3

musstörungen können zu Kreislaufbeschwerden führen. Das Herz ist gegebenenfalls nicht in der Lage, ausreichend Blut in den Kreislauf zu pumpen.

Der **Blutdruck** ist ein weiterer Messwert, den Sie im Rahmen einer Notfallsituation erheben sollten. Denn auch über ihn lassen sich Aussagen zur Kreislaufsituation des Patienten treffen. Beträgt der systolische Blutdruck weniger als 100 mmHg oder der diastolische Blutdruck weniger als 60 mmHg, wird dieses als **Hypotonie** bezeichnet. Bei einer Hypotonie kann es aufgrund eines nicht ausreichenden Perfusionsdruckes zu Organschäden kommen, da die Durchblutung nicht mehr ausreicht. Beachten Sie jedoch, dass der normale Blutdruck des Patienten bei der Beurteilung der Situation mit einbezogen wird: Bei einem Patienten, der normalerweise auch eher zu niedrigen Werten neigt, ist ein Wert von 95/60 mmHg vielleicht noch nicht so bedenklich.

Bei systolischen Blutdruckwerten von über 140 mmHg und diastolischen Werten von über 90 mmHg wird von einem **Hypertonus** gesprochen. Hypertonie stellt einen Hauptrisikofaktor für die Entstehung von Herz-, Gefäß- und Nierenerkrankungen dar. Kritische Blutdruckwerte bestehen ab einem systolischen Blutdruck von 180 mmHg. Eine ärztliche Abklärung ist erforderlich. Treten zusätzliche Beschwerden auf (etwa Kopfschmerzen, Bewusstseinseinschränkungen, Erbrechen), sollte eine zeitnahe Behandlung erfolgen.

Ebenfalls zur Beurteilung der Kreislaufsituation gehört das Bewerten der **Hautbeschaffenheit und des Hautkolorits**. Schon beim Tasten des Pulses nehmen Sie wahr, ob sich die Haut kalt oder warm, trocken oder schweißig anfühlt. Ist die Haut kühl, blass und schweißig, so könnte dieses ein Zeichen eines Blutdruckabfalls oder einer körpereigenen »Stressreaktion« sein. Ein normal warmes, rosiges Hautbild hingegen stellt einen Normalbefund dar. Außerdem können Sie die Hautspannung, den Hautturgor, testen: Stehende Hautfalten deuten beispielsweise auf eine Exsikkose, eine Austrocknung des Patienten hin. Ein gestörter Flüssigkeitshaushalt kann

> Gewusst? Rund drei von vier Menschen im Alter zwischen 70–79 Jahren leiden unter Hypertonie.[2]

---

[2] Deutsche Hochdruckliga e. V. DHL, Bluthochdruck in Zahlen Zugriff: https://www.hochdruckliga.de/bluthochdruck-in-zahlen-presse.html, Zugriff am 04.02.2018

durchaus zu einer Notfallsituation führen. Suchen Sie bei kühler, blasser und schweißiger Haut außerdem nach Blutungsquellen, die Sie bei der initialen Beobachtung nicht feststellen konnten. Dazu ist es notwendig, die Bekleidung zu entfernen, damit Sie eine etwaige Blutung erkennen können.

Info

Zeichen einer Kreislaufproblematik:
* blasse und/oder blaugefärbte Haut,
* feuchte und/oder kühle Haut,
* deutlich erhöhte oder verringerte Herzfrequenz (verglichen mit den Normwerten),
* Brustschmerzen (Druck- oder Engegefühl),
* deutlich verringerter oder erhöhter Blutdruck (verglichen mit den Normwerten),
* schwach oder nicht mehr tastbarer Puls am Handgelenk,
* Bewusstseinsminderung.

Tab. 4: Initiale Beobachtung – Kreislauf

	Beurteilung	Sofortmaßnahmen
Kreislauf	Zeichen einer Kreislaufproblematik sind: • interne oder externe Blutungen • nicht mehr tastbarer Puls am Handgelenk • blasse und schweißige Haut • deutlich erhöhter (> 180 mmHg) oder erniedrigter systolischer Blutdruck (< 100 mmHg systolisch) • hohe Herzfrequenz (> 100/Min) oder erniedrigte Herzfrequenz (< 60/Min) • stehende Hautfalten und ausgetrocknete Schleimhäute • neu aufgetretene Herzrhythmusstörungen	• Blutung erkennen und stoppen! • Blutdruckmessung • Hochlagerung des Oberkörpers (wenn der Blutdruck > 100 mmHg systolisch ist) • Flachlagerung des Oberkörpers (wenn der Blutdruck < 100 mmHg systolisch ist)

Nachdem Sie sich anhand des BAK-Schemas einen ersten Überblick über den Gesundheitszustand verschafft haben, können Sie eine Hauptproblematik daraus ableiten. Aufgrund der festgestellten Probleme und der Hauptbeschwerden leiten Sie die folgende Entscheidung ab: Handelt es sich bei dem Zustand des Betroffenen um einen kritischen oder nicht kritischen Zustand?

3

Wie Sie über den Gesundheitszustand entscheiden:

Kritisch	**Nicht kritisch**
Eine oder mehrere Auffälligkeiten sind im BAK-Schema aufgefallen: Bewusstlosigkeit, Atemwegsverlegung, Luftnot, Brustschmerz, hohe Blutdruckwerte mit neu aufgetretenen Beschwerden, starke Blutungen, neu aufgetretene Krampfanfälle, starke Schmerzen.	Es sind keine akuten Probleme im BAK-Schema aufgefallen.

Wichtig ▸ **Kritischer Zustand – beurteilen Sie souverän!**

Stellen Sie sich bei der Beurteilung, ob ein Gesundheitszustand kritisch ist oder nicht, die folgende Frage: »Gab es bei meiner Ersteinschätzung im Bereich Bewusstsein, Atemwege und Atmung sowie Kreislauf akute Probleme oder Auffälligkeiten?« Wenn Sie diese Frage hinsichtlich eines oder mehrerer Parameter mit Ja beantworten, kann ein kritischer Zustand vorliegen.

Kritischer Zustand! Was tun?

Handelt es sich um einen kritischen Gesundheitszustand, müssen Sie unbedingt weitere Hilfe anfordern. Rufen Sie – je nach Situation – weitere Kollegen, einen Arzt und den Rettungsdienst zur Hilfe. Handelt es sich um keinen kritischen Zustand, also um keine Lebensgefährdung oder ernsthafte Erkrankung, kann eine weitere Behandlung durch den Hausarzt oder Kassenärztlichen Bereitschaftsdienst erfolgen.

> **Beispiel**   **Befindet sich Frau Müller in einem kritischen Zustand?**

Bei der **initialen Beobachtung** der Bewohnerin Maria Müller, die über Luftnot klagt, stellen Sie fest: Frau Müller ist wach und orientiert, hat keine Verlegung der oberen Atemwege, klagt allerdings über Luftnot sowie Brustenge. Die Bewohnerin liegt in ihrem Bett und wirkt nervös.

Zur **Sicherheitsüberprüfung** schauen Sie, ob der Bereich um die Bewohnerin sicher ist oder sich Frau Müller in Gefahr befindet. Frau Müller liegt in ihrem Bett. Es liegen keine gefährlichen Gegenstände wie beispielsweise Spritzen oder Glassplitter herum. Außerdem sind bei Frau Müller keine Infektionserkrankungen bekannt – auch andere Dinge, die Sie als Helfende selbst gefährden könnten, fallen Ihnen nicht auf. Sie ziehen sich für weitere, mögliche Maßnahmen Schutzhandschuhe an.

Die Situation zeigt: Es sind keine stark blutenden Wunden festzustellen, deren Blutung Sie sofort stoppen müssten. Ferner sehen Sie kein Anzeichen dafür, dass sich Frau Müller gerade verschluckt haben könnte. Auch haben Sie keinen Hinweis darauf, dass sie gerade gestürzt ist – Frau Müller liegt lediglich flach auf ihrem Bett. Sie treten an sie heran und beginnen mit der Untersuchung nach dem **BAK-Schema**.

Unter dem Punkt **Bewusstsein** sind keine Interventionen notwendig: Die Bewohnerin ist wach und orientiert. Jedoch stellen Sie fest, dass sie sehr nervös und ängstlich auf Sie wirkt. Frau Müller erzählt Ihnen, dass sie plötzlich so ein komisches Gefühl in der Brust verspürte und schlecht Luft bekommt. Dabei drückt sie sich klar aus, schildert den Sachverhalt ohne Auffälligkeiten.

Auch die **Atemwege** schätzen Sie als nicht gefährdet ein. Es sind weder Schwellungen noch Flüssigkeiten oder Fremdkörper im Mund-Rachen-Raum auszumachen. Maria Müller kann auch normal husten. Dennoch verspürt sie Atemnot. Bezüglich ihrer **Atmung** ist eine leichte Blaufärbungen der Lippen (Lippenzyanose) festzustellen. Sie legen Frau Müller einen Clip zur Sauerstoffmessung an den warmen Zeigefinger an. Die Sauerstoffsättigung beträgt 93 %. Zudem erscheint Ihnen die Atemfrequenz recht schnell. Somit haben Sie Probleme bei der Atmung festgestellt. Als Basismaßnahme setzen Sie Frau Müller auf und lockern ihre Kleidung, um

ihr das Atmen zu erleichtern. Außerdem verabreichen Sie ihr hochdosiert Sauerstoff (10–15 Liter pro Minute über eine Sauerstoffmaske).
Bei der **Kreislaufkontrolle** stellen Sie einen gut zu tastenden Puls der Bewohnerin fest, der rhythmisch ist und eine Frequenz von 105 Schlägen pro Minute aufweist. Die Haut von Frau Müller ist blass und etwas schweißig. Es sind keine stehenden Hautfalten festzustellen. Der Blutdruck beträgt 135/70 mmHg. Es sind nach wie vor keine Blutungen festzustellen. Aufgrund der blassen und schweißigen Haut, des schnellen Pulses sowie der Brustenge liegt aus Ihrer Sicht jedoch ein Kreislaufproblem vor.
Zusammengefasst zeigt Ihre Bewohnerin Frau Müller ein Problem bei der Atmung und dem Kreislauf. Außerdem macht sie einen nervösen und ängstlichen Eindruck. Ein kritischer Gesundheitszustand liegt vor:

- Symptome: Luftnot und Brustenge
- Atmung: schnelle Atmung und Luftnot, geringe Sauerstoffsättigung von 93 %, Lippenzyanose
- Kreislauf: blasse und feuchte Haut, Pulsfrequenz 105/Min., Brustenge

Sie rufen daher eine Kollegin zur Hilfe, die den Rettungsdienst alarmiert. Sie selbst bleiben bei Frau Müller, um sie zu beruhigen und bis zum Eintreffen des Rettungsdienstes weiter zu beobachten und betreuen.

Nachdem Sie das BAK-Schema abgeschlossen, Sofortmaßnahmen eingeleitet und über die Einschätzung des Gesundheitszustandes entschieden haben, können Sie leitsymptomspezifische erweiterte Maßnahmen durchführen. Näheres zu diesem Vorgehen erfahren Sie im (▶ Kap. 3.3).

Liegt ein bedrohlicher Gesundheitszustand vor, ist es notwendig den Rettungsdienst zu alarmieren. Auch hier gibt es einiges zu beachten, wie Sie im Folgekapitel 3.2 sehen werden.

3.2   Absetzen eines Notrufs

Nachdem die initiale Beurteilung, das Vorgehen nach dem BAK-Schema und die Einschätzung des Gesundheitszustands stattgefunden haben, erfolgt Ihrerseits das Absetzen des Notrufs. Damit fordern Sie professionelle Hilfe nach. Denn zu diesem Zeitpunkt ist es Ihnen bereits möglich, qualitativ hochwertige Informationen an die Notfallkräfte zu liefern. Außerdem wurden oder werden schon lebensrettende Maßnahmen durchgeführt, die das Überleben sichern sollen.

Die europaweit gültige Notrufnummer lautet **112**.

Die Notrufnummer, die in ganz **Europa** gültig ist, lautet **112**. Dabei ist keine Vorwahl erforderlich. Jeder Notruf über diese Nummer geht in einer Leitstelle ein, die ihn annimmt und weitere Hilfe veranlasst, koordiniert und organisiert. Leitstellen können sowohl bei der Feuerwehr als auch bei Rettungsdiensten oder der Polizei angesiedelt sein (sogenannte integrierte Leitstellen). Außerdem gibt es Großleitstellen, auch Regionalleitstellen genannt. In diesem Fall werden mehrere Landkreise oder Regionen von einer Leitstelle koordiniert.

Tipp

Informieren Sie sich, ob in Ihrem Einzugsgebiet eine integrierte oder Regionalleitstelle zuständig ist. Diese Information ist deshalb relevant, da die Mitarbeiter in der Großleitstelle regionale Besonderheiten möglicherweise nicht in dem Umfang kennen wie ihre Kollegen, die lediglich für einen Landkreis zuständig sind. Sie benötigen im Falle eines Falles eventuell mehr Hintergrundinformationen: Haben Sie zum Beispiel einen Fahrstuhl, der in das Gebäude führt, jedoch nur mit einem Schlüssel von innen bedient werden kann? Gibt es mehrere Gebäudeteile mit unterschiedlichen Eingängen? Ist möglicherweise eine Schranke vor der Einfahrt, die durch einen Pförtner geöffnet werden muss?

Die Annahme und Bearbeitung eines Notrufes erfolgen in einem festgelegten Schema. Die Mitarbeiter der Leitstellen haben in der Regel eine notfallmedizinische Qualifikation und sind besonders geschult. Teilweise wird sogar speziell ausgebildetes ärztliches Personal eingesetzt. Im Folgenden werden die klassischen W-Fragen des Notrufs dargestellt. Es ist jedoch nicht schlimm, wenn Sie im Falle eines akuten Notfalls diese nicht mehr im Detail kennen. Die Mitarbeiter der Leistellen werden Sie strukturiert durch das Gespräch führen und alle für sie relevanten Informationen erfragen.

3

> **Wichtig** ▸ **Informationen des Notrufs – W-Fragen**
>
> - **Wo** genau ist der Notfallort?
> - **Was** ist genau geschehen?
> - **Wie viele** verletzte oder erkrankte Personen gibt es?
> - **Welche** Verletzung oder Erkrankung liegt vor?
> - **Warten** auf Rückfragen! (Zum Beispiel: Liegen Infektionserkrankungen vor? Hat die betroffene Personen starkes Übergewicht, beispielsweise > 180 kg?)

Gerade die Frage nach dem Notfallort ist eine entscheidende. Nicht immer ist es für den Rettungsdienst einfach, einen Notfallort zu finden. Deshalb sind möglichst genaue Angaben wichtig. Auch in einem Pflegeheim! Hier können die Etage, die Zimmernummer, der Name der betroffenen Person und auch der zu nutzende Eingang wichtige Informationen liefern. Ist das Pflegeheim besonders groß und hat mehrere Bereiche, die nicht miteinander verbunden sind, kann viel entscheidende Zeit dabei verloren gehen, den Notfallort zu finden. Deshalb macht es Sinn, eine Person als Einweiser für den Rettungsdienst abzustellen, der die Rettungskräfte an der Straße in Empfang nimmt.

Tipp
Haben Sie nicht ausreichend Personal zur Verfügung, das die
Rettungskräfte einweisen kann, können Sie laminierte Pfeile vom
Eingang zum Notfallort auf dem Boden auslegen. Es gibt Pflegeein-
richtungen, die diese Idee bereits umsetzen, damit die Rettungskräf-
te schnell zum Einsatzort finden.

Anhand der Information, welche Art der Verletzung oder Erkrankung vorliegt, kann in der Leitstelle entschieden werden, ob ein Rettungswagen
ausreicht oder akute Lebensgefahr besteht und ein Notarzteinsatzfahrzeug
zum Einsatz kommen muss.

Die Mitarbeiter in
den Leitstellen sind
speziell geschult
und unterstützen
Sie beim Notrufge-
spräch.

Außerdem können die Mitarbeiter der Leitstelle telefo-
nisch spezielle Anleitungen der Ersten Hilfe an den An-
rufenden weitergeben. Es ist daher hilfreich, wenn Sie
sich bei den Angaben zum Notfallgeschehen wieder an
Ihrem BAK-Schema orientieren. So vergessen Sie keine
wesentlichen Befunde. Außerdem gibt Ihnen das standardisierte Vorgehen Sicherheit.

Die genaue Anzahl der betroffenen Personen stellt ebenfalls eine einsatz-
taktisch wichtige Information dar. So kann der Mitarbeiter in der Leitstelle frühzeitig abschätzen, ob seine Rettungsmittel in der Region ausreichen
oder überörtliche Einsatzkräfte alarmiert werden müssen. Ein klassisches
Beispiel dafür wäre ein sogenannter Massenanfall von Verletzten oder Erkrankten. Das könnte in einem Pflegeheim beispielsweise durch einen
Brand, das Austreten von Gasen, durch Infektionserkrankungen sowie aufgrund von Vergiftungen ausgelöst werden.

Das Warten auf Rückfragen stellt das wichtigste »W« dar. An dieser Stelle werden weitere Informationen abgefragt. Besonders die Frage nach ansteckenden Erkrankungen ist relevant. So kann sich die Besatzung des Rettungswagens schon im Vorfeld darauf einstellen, dass beispielsweise ein kompletter Infektionsschutz angelegt werden muss. Auch das Gewicht der betroffenen Person spielt eine Rolle. In vielen Fällen bereitet ein Gewicht von über 140–180 kg den Rettungsfahrzeugen Probleme: die Tragen sind dann zu schmal, die Gurte zu kurz und die Tragegestelle, die im Fahrzeug verbaut sind, können diese immense Last nicht bewegen. In einem solchen Fall muss ein besonderes Rettungsfahrzeug, ein sogenannter Schwerlast-Rettungswagen, alarmiert werden. Da nicht jeder Landkreis über ein solches Fahrzeug verfügt, muss dieses Fahrzeug häufig eine deutlich längere Strecke zum Notfallort fahren. Deshalb ist es von großer Wichtigkeit, dass Sie solche Angaben schon beim Notruf weitergeben, damit frühzeitig spezielle Fahrzeuge alarmiert werden können. Möglicherweise werden Sie durch die Mitarbeiter der Leitstelle auch nach einer mobilen Telefonnummer gefragt, damit Sie bei eventuellen Rückfragen auch direkt am Notfallort erreichbar sind. Nutzen Sie deshalb tragbare Telefone.

3

> ### *Wichtig* ⟩ Wichtige Informationen sparen Zeit
>
> - Detaillierte Angaben zum Notfallort sowie das Einweisen des Rettungsdienstes durch eine dafür eingeteilte Person sparen viel Zeit und sind deshalb von großer Bedeutung!
> - Je schneller der Rettungsdienst zu Ihnen findet, desto schneller bekommt der Betroffene weitere Hilfe.
> - Haben Sie keine Sorge beim Absetzen eines Notrufes, die Mitarbeiter der Leitstellen führen Sie professionell durch das Gespräch!
> - Das Warten auf Rückfragen durch die Leitstelle stellt den wichtigsten Grundsatz eines Notrufs dar. Bedenken Sie: Die Mitarbeiter der Leitstelle beenden das Gespräch – nicht Sie.

> **Beispiel**   **Notruf für Frau Müller (▶ Kap. 3.1.2)**

Sie wählen die Notrufnummer 112 und werden mit Ihrer örtlichen Rettungsleitstelle verbunden. Hat die Leitstelle ein striktes Abfrageprotokoll, so werden die Mitarbeiter der Leitstellen Ihnen standardisierte Fragen stellen:

- **Wo:** Hallo, hier ist Frau Ewig aus dem Altenpflegeheim Sonnenschein, Hauptstraße 15 in Musterdorf. Der Notfallort befindet sich im ersten Obergeschoss des Gebäudeteils A, Zimmernummer 121.
- **Was:** Unsere Bewohnerin Frau Maria Müller liegt in ihrem Bett und klagt über plötzlich aufgetretene Luftnot und Brustenge.
- **Wie viele:** Es handelt sich um nur eine betroffene Person.
- **Welche:** Sie hat ein Problem mit der Atmung, da sie über plötzlich einsetzende Luftnot klagt, eine schnelle Atmung aufweist und schon eine Blaufärbung der Lippen hat. Außerdem hat sie Kreislaufbeschwerden mit Blässe und schweißiger Haut. Ebenfalls hat sie eine erhöhte Pulsfrequenz und beschreibt ein komisches Gefühl in der Brust.
- **Warten:** Frau Müller hat keine ansteckenden Erkrankungen, von denen wir wissen. Auch ist sie normalgewichtig. Ich bin die zuständige Altenpflegekraft. Sie können mich unter der Telefonnummer 01234/987-654 direkt erreichen.

3.3   Erweiterte Maßnahmen

Hauptbeschwerden werden auch als Leitsymptom bezeichnet. Ein Leitsymptom können Sie bestimmen, nachdem Sie Ihre Vorgehensweise nach dem BAK-Schema abgeschlossen haben. Das Leitsymptom stellt die führende Problematik der betroffenen Person dar. Beispiele für Leitsymptome können akute Luftnot, akuter Oberbauchschmerz oder auch eine akute Blutung am Unterschenkel sein. Ebenfalls kann ein akutes Ereignis, etwa eine kurzfristige Bewusstlosigkeit (Synkope), ein Leitsymptom sein. Bei der erweiterten Untersuchung und den erweiterten Maßnahmen ist kei-

Die erweiterten Maßnahmen sind kein Muss! Anders jedoch die Beurteilung nach BAK-Schema!

ne Diagnosestellung notwendig – auch hier wird symptomorientiert vorge-
gangen.

Nun haben Sie genügend Informationen, um gezielt weitere Untersuchungen durchzuführen, wobei die erweiterte Untersuchung nicht für jeden Helfer ein Muss ist. Die erweiterte Untersuchung und Behandlung kann durch
entsprechend qualifiziertes und erfahrenes Personal durchgeführt werden.
Falls Sie im Rahmen Ihrer Ersteinschätzung nach BAK schon einen kritischen Gesundheitszustand festgestellt haben, erfolgt die Alarmierung des
Rettungsdienstes **vor** der Durchführung der erweiterten Maßnahmen! So
können Sie die Zeit bis zum Eintreffen der Rettungskräfte sinnvoll mit Ihrer
erweiterten Untersuchung überbrücken und eine aussagekräftige Übergabe
durchführen.

Im Rahmen der erweiterten Maßnahmen sollten leitsymptomspezifi-
sche Maßnahmen durchgeführt werden. Zu den erweiterten Maßnahmen
(▶ Tab. 5) können beispielsweise das Durchführen einer Untersuchung von
Kopf bis Fuß – auch orientierende Untersuchung genannt –, der FAST-
Test (▶ Kap. 3.3.3), die Blutzuckermessung, die Pupillenkontrolle sowie die
Temperaturmessung gehören.

Tab. 5: Erweiterte Beurteilung und Maßnahmen

	Beurteilung	Maßnahmen
Erweiterte Maßnahmen	• Befragung des Betroffen, von Notfallzeugen oder Angehörigen (Eigenanamnese oder Fremdanamnese) • Untersuchung von Kopf bis Fuß (orientierende Untersuchung) • fokussierte Untersuchung (Betrachtung einer bestimmten Region) • FAST-Test • Blutzuckerkontrolle • Pupillenkontrolle • Temperaturkontrolle	• Wärmeerhalt • psychische Betreuung • Wundversorgung • ggf. Medikamentengabe (Bedarfsmedikation oder nach weiteren Vorgaben des behandelnden Arztes)

3.3.1 Anamneseerhebung

Die Anamnese liefert bei auskunftsfähigen Personen einen hohen Informationsgehalt. Es können Fragen zu Beschwerden, Vorerkrankungen oder den gegenwärtigen Gesundheitszustand gestellt werden. Aus den Informationen der Anamnese leiten sich in der Regel die notwenigen weiteren Untersuchungen ab. Gibt eine Person beispielsweise einen neu aufgetretenen Schmerz im Bereich des Unterschenkels an, so wird diese Angabe eine Inspektion (Betrachtung) des Unterschenkels notwendig machen.

> **Definition**   **Was ist eine Anamnese?**
>
> Die Anamnese ist eine systematische Befragung durch medizinisches Fachpersonal zur Vorgeschichte einer Erkrankung. Dabei kann der Fokus auf unterschiedlichen Aspekten liegen:
> - Pflegeanamnese
> - Familienanamnese
> - Ernährungsanamnese
> - Sozialanamnese
> - Schmerzanamnese
> - Medikamentenanamnese
> - Biografische Anamnese
> - Vegetative Anamnese
>
> Bei der Anamnese wird zwischen der **Eigenanamnese** und der **Fremdanamnese** unterschieden. Die Eigenanamnese ist die Befragung des Betroffenen selbst über seine Beschwerden und Erkrankungen. Die Fremdanamnese ist die Befragung eines Angehörigen oder Notfallzeugen. Diese Art der Befragung ist besonders dann wichtig, wenn eine Person nicht mehr in der Lage ist, selbst Angaben zum Geschehen zu machen, zum Beispiel aufgrund einer Bewusstlosigkeit oder Sprachstörung.

Für die Erhebung der allgemeinen Anamnese hat sich besonders im Bereich des Rettungsdienstes die sogenannte SAMPLE-Anamnese durchgesetzt.

Dabei stehen die einzelnen Buchstaben wieder für Themenbereiche, die erfragt werden sollen:

- **S = Symptome:** (Welche Beschwerden hat die Person? Wo sind die Beschwerden? Wann haben sie begonnen?)
- **A = Allergien:** (Sind Allergien oder Unverträglichkeiten bekannt? Auch zum Beispiel gegen Medikamente.)
- **M = Medikamente:** (Welche Dauermedikation ist verordnet? Werden die Medikamente ordnungsgemäß eingenommen? Gibt es Bedarfsmedikamente?)
- **P = Patientengeschichte:** (Welche Vorerkrankungen sind bekannt, z. B. Diabetes o. Ä.? Gab es Krankenhausaufenthalte und wenn ja, warum? Sind die aktuellen Beschwerden schon einmal aufgetreten?)
- **L = Letzte Mahlzeit / Letzte Ausscheidungen:** (Wann wurde zuletzt gegessen und getrunken? Wann war der letzte Toilettengang?)
- **E = Ereignis:** Gab es ein Ereignis, das die Beschwerden ausgelöst haben könnte. (Was ist passiert, kurz bevor die Beschwerden aufgetreten sind?)

Die SAMPLE-Anamnese ermöglicht eine strukturierte Befragung der betroffenen Person und hilft dabei, wichtige Informationen nicht zu vergessen. Da Notfallsituationen einen dynamischen und schnellen Verlauf haben können, ist es wichtig, die Eigenanamnese früh zu erheben. Denn möglicherweise wird der Betroffene schon vor dem Eintreffen des Rettungsdienstes das Bewusstsein verlieren und nicht mehr auskunftsfähig sein. In diesem Fall müsste der Rettungsdienst eine Fremdanamnese bei den Pflegefachkräften durchführen.

Bekommt eine Person schwer Luft oder strengt sie das Sprechen sehr an, sollte die Anamnese nur bedarfsorientiert durchgeführt werden. Sind also die Vorerkrankungen und Dauermedikationen dem Fachpersonal bekannt, so muss dieses nicht zusätzlich abgefragt werden. Jedoch sollte unbedingt erfragt werden, ob die verordneten Medikamente auch eingenommen wurden. Besonders das Erfragen der Symptome wäre in einem solchen Fall hilfreich!

Um die Ausprägung von Symptomen »messen« zu können, bietet sich die Erhebung der Beschwerden mithilfe einer nummerischen oder visuellen

Skala an. Beispielsweise kann so die Stärke von Schmerz oder die Intensität von Luftnot erfragt werden. Gleiches ist bei weiteren Beschwerden möglich.

Beispiel	Wie erfragen Sie Schmerzen, Luftnot o. Ä.?

Das Erfragen von Schmerzen, Luftnot o.Ä. kann gut mittels einer nummerischen Skala erfolgen:
- »Wie stark sind Ihre Schmerzen auf einer Skala von 1–10, wenn 1 für keine Schmerzen steht und 10 stärkste Schmerzen bedeutet?«
- »Wie stark ist Ihre Luftnot auf einer Skala von 1 bis 10, wenn 1 für keine Beschwerden steht und 10 stärkste Atemnot bedeutet?«

Wie vorab definiert, müssen Sie im Rahmen der erweiterten Maßnahmen zwischen der Fremd- und Eigenanamnese unterscheiden. Bei auskunftsfähigen Personen hat die Befragung der betroffenen Person die höchste Priorität, da diese Art der Befragung oftmals den größten Informationsgehalt liefert.

Eine Fremdanamnese ist meist jedoch nicht so informativ wie die Befragung des Betroffenen selbst.

Bei nichtauskunftsfähigen Personen, etwa aufgrund einer Bewusstseinsminderung, einer Demenz oder von Sprachstörungen, erfolgt die Fremdanamnese. Sie sollte auch durchgeführt werden, wenn es um die Ermittlung eines Unfallhergangs geht. Denn in diesem Fall macht die zusätzliche Befragung von Notfallzeugen Sinn. So kann erhoben werden, ob die betroffenen Person nach dem Unfallgeschehen bewusstlos war, aus welcher Höhe beispielsweise ein Treppensturz erfolgte oder was vor dem Sturz passiert ist. Denkbar wäre – um beim Sturzbeispiel zu bleiben – ein Krampfanfall als Ursache des Sturzes. Diese Information wird Ihnen in der Regel der Betroffene aber selbst nicht liefern können.

3.3.2 Körperliche Untersuchung

Bei der Untersuchung des Betroffenen ist die Untersuchung von Kopf bis Fuß ein wichtiges Detail, um einen größeren Überblick über das Ausmaß der Erkrankung/Verletzung zu bekommen. Gerade bei gestürzten Personen ist diese Maßnahme essenziell und zwingend durchzuführen! Aber auch bei zunehmender Luftnot können beispielsweise neu aufgetretene Knöchel-ödeme als Zeichen einer dekompensierten Herzinsuffizienz festgestellt werden. Und die erkennt man nur bei einer körperlichen Untersuchung.

Bei der körperlichen Untersuchung wird zwischen der fokussierten und der orientierenden Untersuchung unterschieden (▶ Tab. 6).

Orientierte Untersuchung

Eine orientierende Untersuchung verschafft dem Untersuchenden einen schnellen Gesamtüberblick über den Körper der betroffenen Person. Dabei wird am Kopf mit der Beurteilung angefangen und diese bis zu den Füßen fortgeführt. Der Untersuchende achtet auf Hautveränderungen wie beispielsweise Rötungen, Schwellungen, Blutungen, Ausschläge oder Hämatome. Im Anschluss kann eine manuelle Untersuchung der Körperregion durch Ertasten durchgeführt werden. Dieses Vorgehen wird Palpation genannt. Dabei wird darauf geachtet, ob Schmerzen angegeben werden und eine Instabilität, etwa aufgrund einer Fraktur, festgestellt wird. Ebenfalls kann eine Überprüfung der Beweglichkeit von Gelenken erfolgen, indem die Gelenke vorsichtig passiv bewegt werden. Auch eine abnormale Beweglichkeit eines Knochens wird durch die Palpation erkannt sowie übermäßige Flüssigkeitseinlagerungen (Ödeme) im Bereich des Gewebes unterhalb der Haut.

> **Wichtig**   Nach Sturz: Orientierende Untersuchung ist Pflicht!
>
> Eine orientierende Untersuchung muss nach jedem Sturzgeschehen durchgeführt werden! Auch bei nicht auskunftsfähigen Betroffenen sollte **immer** eine orientierende Untersuchung erfolgen. Beispiele für nicht auskunftsfähige Erkrankte können Demenzbetroffene oder Bewusstlose sein.

Die orientierende Untersuchung ist das Mittel der Wahl, wenn Ihnen eine Person über ihre Beschwerden keine Auskunft geben kann. Oftmals bietet Ihnen dieses Verfahren dann die einzige Möglichkeit, an Informationen zu kommen.

Fokussierte Untersuchung

Die fokussierte Untersuchung dient dem Informationsgewinn bei auskunftsfähigen Personen. Diese Betroffenen können konkret den Ort ihrer Beschwerden angeben, sodass eine komplette körperliche Untersuchung meistens nicht notwendig ist. Das gilt jedoch nicht für Verunfallte! Das Vorgehen der Untersuchung entspricht demselben wie bei der orientierenden Untersuchung. Zuerst erfolgt eine visuelle Betrachtung der angegebenen Körperregion (Inspektion). Im Anschluss wird eine Palpation durchgeführt.

Tab. 6: Körperliche Untersuchungen im Vergleich

Orientierte Untersuchung (durchzuführen bei nichtauskunftsfähigen Personen und Verunfallten)	Fokussierte Untersuchung (durchzuführen bei auskunftsfähigen Personen, die Beschwerden an einer bestimmten Region angeben)
Inspektion und Palpation folgender Körperregionen: 1. Kopf (▶ Abb. 8) 2. Hals 3. Brustkorb (▶ Abb. 9) 4. Arme (▶ Abb. 10) 5. Bauch (▶ Abb. 11) 6. Becken 7. Beine	Gezielte Untersuchung einzelner Körperregionen, an denen Schmerzen oder andere Beschwerden angegeben werden.

3

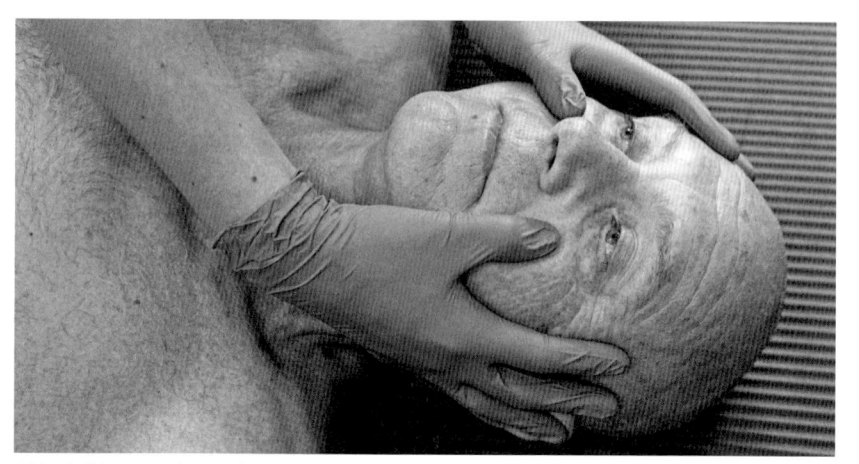

Abb. 8: Untersuchung des Kopfes

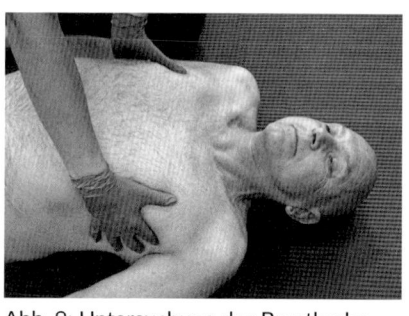

Abb. 9: Untersuchung des Brustkorbs

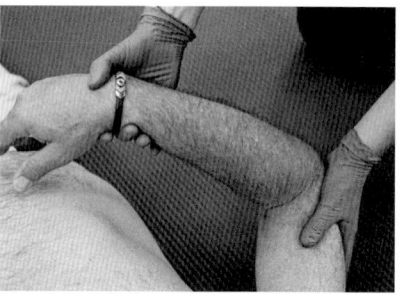

Abb. 10: Untersuchung der Arme

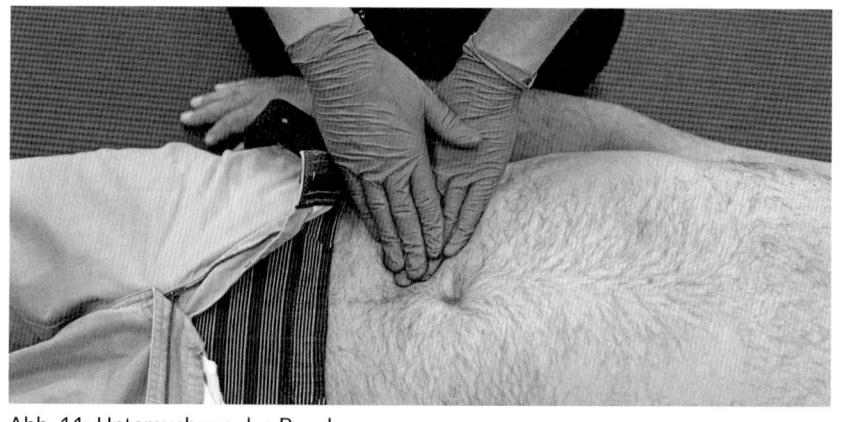

Abb. 11: Untersuchung des Bauches

3.3.3 FAST-Test

Schlaganfall-Test
Face:
Gesichtslähmung
Arm:
Lähmung der
Arme/Beine
Speech:
Sprachstörungen
Time:
Symptombeginn

Der FAST-Test ist ein Untersuchungsablauf zum Erkennen von Schlaganfällen. Das frühzeitige Erkennen eines Schlaganfalls ist für die weitere Therapie und deren Erfolg enorm wichtig. Je schneller ein Schlaganfall erkannt und behandelt wird desto größer ist die Wahrscheinlichkeit, dass der Betroffene überlebt, sich erholt und Folgeschäden vermieden werden. Das ist für den Erhalt seiner späteren Lebensqualität enorm wichtig.

Beim FAST-Test stehen die Buchstaben F und A für die jeweiligen Körperregionen, die untersucht werden müssen: F = Face (Gesicht), A = Arm. Die Buchstaben S und T stehen für: S = Speech (Sprache), T = Time (Zeit).

F wie Face
F steht für das englische Wort **Face – also Gesicht**. Das Gesicht soll bei diesem Buchstaben auf Asymmetrien untersucht werden, die auf Lähmungen hindeuten (▶ Abb. 12).

Info
Erkennen Sie eine Gesichtslähmung!
Achten Sie darauf, ob Ihnen ein hängender Mundwinkel bei der betroffenen Person auffällt. Dazu können Sie sie auffordern zu lächeln und die Zähne zu zeigen. Ein normaler Befund wäre, dass sich beide Gesichtshälften gleichermaßen gut bewegen. Neu aufgetretene Seitendifferenzen sind als auffällig zu werten. Das bedeutet, dass die eine Seite sich nicht oder nur minimal bewegt, also eine Asymmetrie auftritt.
   Weitere Untersuchungsmöglichkeiten wären das Runzeln der Stirn, das Herausstrecken der Zunge oder das Aufpusten der Wangen.

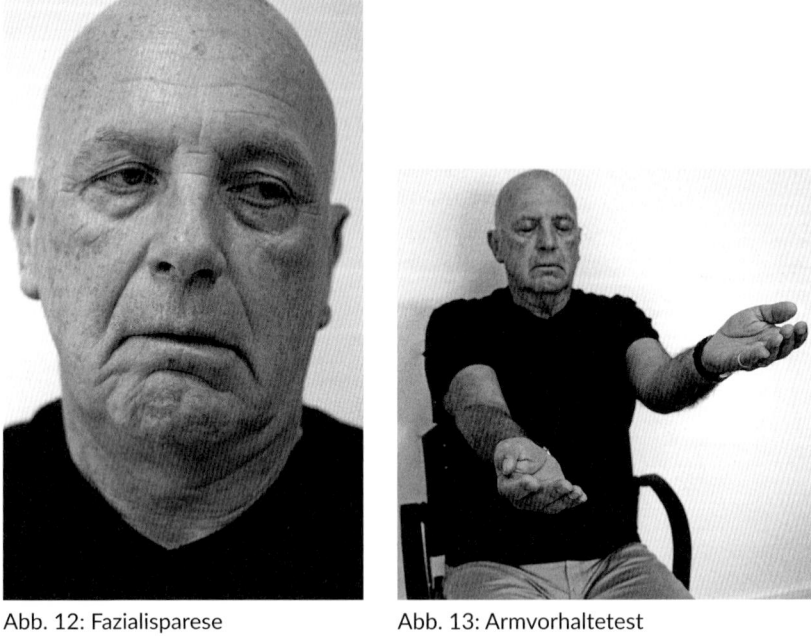

Abb. 12: Fazialisparese   Abb. 13: Armvorhaltetest

A wie Arm

Der Buchstabe **A** steht für das englische Wort **Arm** und meint die Beurteilung der Armmotorik bzw. der Kraft der Arme. Prüfen Sie, ob Ihnen eine Schwäche der Arme des Betroffenen bei direktem Seitenvergleich auffällt. Dazu sollten Sie den Armvorhaltetest durchführen (▶ Abb. 13).

Info

Armvorhaltetest: In einer sitzenden Position soll die betroffene Person beide Arme in einem 90-Grad-Winkel, in paralleler Haltung vor sich mit den Handflächen nach oben ausstrecken. Liegt die Person, so beträgt der Winkel 45 Grad.

Bitten Sie die Person nun die Arme in dieser Position zu halten und die Augen zu schließen.

- Unauffällig ist es, wenn beide Arme sich länger als 10 Sekunden nicht bewegen.
- Auffällig wäre es, wenn die Arme schon nach weniger als 10 Sekunden gesenkt werden müssen. Wobei es noch normal sein könnte, wenn sich beide Arme gleich bewegen. Dennoch sollte ein schnelles Herabsenken erst einmal als Auffälligkeit bewertet werden.
- Abnormal ist es in jedem Fall, wenn einer der beiden Arme sinkt, während der andere unverändert gehalten wird.

Tipp

Nicht nur die Arme können Schwächen zeigen, sondern auch die Beine. Deshalb ist es ebenfalls sinnvoll, die Kraft in den Beinen zu kontrollieren. Dazu kann der Betroffene aufgefordert werden, seine Beine im Sitzen oder Liegen anzuheben. Alternativ kann der Untersuchende die Zehen des Betroffenen im Liegen sanft nach unten drücken. Der Betroffenen soll dann versuchen, seine Zehen gegen den Druck nach oben zu ziehen. Auch kann eine »Bremsbewegung« wie beim Autofahren nachgeahmt werden.

Beachten Sie, dass bei einer neu aufgetretenen Beinschwäche die betroffene Person stolpern und stürzen kann. Deshalb sollten Sie bei einem unklaren Sturzgeschehen auch an einen Schlaganfall als Sturzursache denken und den FAST-Test durchführen!

S wie Speech

Der dritte Buchstabe ist das **S** und steht für den englischen Begriff **Speech**. Speech bedeutet, dass die Sprache der betroffenen Person beurteilt werden muss. Dabei ist es wichtig, zu bewerten, ob etwa ein vorgegebener Satz ohne Auffälligkeiten verständlich, klar und korrekt wiedergegeben werden kann.

3

Info

Um die Sprache zu beurteilen können Sie die betroffene Person einen Satz nachsprechen oder einen Gegenstand, den Sie vorgeben, beschreiben lassen. Zum Beispiel:

- Sprechen Sie mir bitte folgenden Satz nach: »Ich benötige keine Hilfe.«
- Alternativ oder zusätzlich: »Bitte sagen Sie mir, auf welchen Gegenstand ich zeige und wofür man ihn nutzt.«

Ein normaler Befund zeichnet sich dadurch aus, dass das Gesprochene inhaltlich korrekt ist und deutlich nachgesprochen wird.

Abnormale Befunde zeigen sich folgendermaßen: Es werden unverständliche Wörter genutzt, die Sprache ist nicht klar verständlich, sondern wirkt verwaschen und/oder lallend. Es kann auch passieren, dass die betroffene Person gar nicht erst spricht.

Besteht bei einem der drei Untersuchungsabschnitte eine abnormale Auffälligkeit, kann ein Schlaganfall vorliegen. Sind die Befunde eher unauffällig und somit das Testergebnis negativ, kann es weitere Symptome geben, die auf einen Schlaganfall hindeuten. Sie gilt es im Rahmen der Befragung (Anamnese) herauszufinden. Welche das sein können, entnehmen Sie bitte Kapitel 4.6.4 (▶ S. 109).

T wie Time

Haben Sie einen oder mehrere abnormale Befunde festgestellt, dann ist das Testergebnis positiv auf einen Schlaganfallverdacht. Nun ist es wichtig herauszufinden, wann die Symptome erstmals aufgetreten sind. Die Erhebung

des Zeitfensters des Symptombeginns findet sich in dem Buchstaben **T** für **Time** wieder. Dabei ist zu beachten, dass dieses Zeitfenster den weiterbehandelnden Fachkräften nur mitgeteilt wird, wenn der Zeitpunkt des Symptombeginns wirklich bekannt ist. Ist der Symptombeginn hingegen unklar, da beispielsweise die Beschwerden nach dem Aufwachen schon vorhanden waren, sollte der Zeitraum angegeben werden, in dem die betroffene Person zuletzt ohne Beschwerden angetroffen wurde.

3.3.4   Blutzuckerkontrolle

Eine Blutzuckerkontrolle sollte bei jeder neurologisch auffälligen bzw. erkrankten Person durchgeführt werden. Insbesondere dann, wenn bei ihr Diabetes mellitus bereits bekannt ist. Nutzen Sie ein spezielles Blutzuckermessgerät für den Schnelltest, wie es eigentlich in jeder Einrichtung vorhanden ist. Es bestimmt aus kapillarem Blut den Blutzuckerwert. Dafür wird Blut aus dem Bereich des Ohrläppchens oder der seitlichen Fingerbeere zur Messung genutzt. Vor der Punktion erfolgt eine Desinfektion und Reinigung des Punktionsortes. Das Hautantiseptikum sollte nicht alkoholhaltig sein, da dieses zu falschen Messwerten führen kann. Stechen Sie dann mithilfe einer Lanzette den Punktionsort an. Der erste Blutstropfen sollte jedoch abgewischt und nicht für die Messung verwendet werden. Im Regelfall liegen die Blutzuckerwerte zwischen 50–120 mg/dl. Notfälle stellen sich ab Blutzuckerwerten unter 50 mg/dl (2,8 mmol/l) oder über 250 mg/dl (13,9 mmol/l) dar.[3]

> Nutzen Sie keine alkoholischen Desinfektionsmittel zur Desinfektion vor Blutzuckerkontrollen!

---

[3] Vgl. Arbeitsgemeinschaft der DDG; Arbeitskreis DPM (2017): Handlungsrichtlinie zur Delegation der Blutzuckerbestimmung bei Menschen mit Diabetes von examinierten Pflegefachkräften an nicht examinierte Pflegefachkräfte in stationären Pflegeeinrichtungen: https://www.deutsche-diabetes-gesellschaft.de/fileadmin/Redakteur/Leitlinien/Praxisleitlinien/170703_Handlungsrichtlinie_BZ_Delegation_Pflege_final_DDG_gesamt.pdf, Zugriff am 25. April 2018.

3

Bei jeder Person mit Bewusstseinsminderung muss eine Bestimmung des Blutzuckers erfolgen!

3.3.5 Pupillenkontrolle

Auch das Kontrollieren der Pupillen, das Erheben des Pupillenstatus, erlaubt Rückschlüsse auf Krankheitsprozesse bei Personen in Notfallsituationen. Dabei deuten etwa enge, stecknagelkopfgroße Pupillen auf das Vorliegen einer Rauschmittelvergiftung oder einer Hirnschädigung hin. Sehr weite Pupillen können Zeichen einer Vergiftung, eines psychischen Erregungszustands oder ebenso einer Hirnschädigung sein.

Im Wesentlichen sollte bei der Pupillenkontrolle auf folgende Punkte geachtet werden:

- Sind die Pupillen seitengleich oder liegt eine Differenz der Größe vor?
- Welche Größe haben die Pupillen (sehr eng, eng, mittel, weit, sehr weit)?
- Reagieren die Pupillen prompt auf den Lichteinfall der Diagnoseleuchte?
- Reagiert auch das nicht beleuchtete Auge mit einer synchronen Verengung der Pupille?

Normale Befunde wären:
Die Pupillen sind je nach Lichtverhältnis der Umgebung weit, mittelweit oder eng gestellt. Sie sollten beide die gleiche Größe aufweise und synchron auf Lichteinfall eines Auges reagieren. Dabei kann eine schnelle Verengung der Pupillen beobachtet werden (▶ Abb. 14).

Abnormale Befunde wären:
- Die Pupillen sind sehr weit (Mydriasis) oder sehr eng (Miosis) gestellt.
- Die Pupillen sind unterschiedlich groß.
- Sie reagieren deutlich verzögert oder gar nicht auf Lichteinfall.

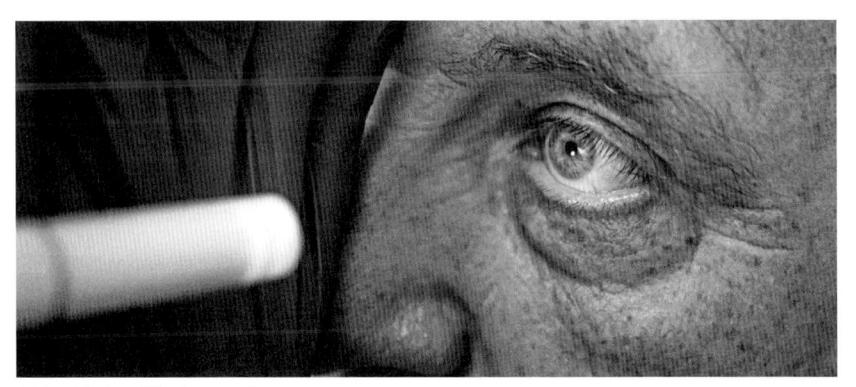

Abb. 14: Pupillenkontrolle

Eine Pupillenveränderung kann auch erst im Verlaufe eines akuten Krankheitsgeschehens auftreten. Deshalb ist eine frühzeitige Pupillenkontrolle bei einer Person mit einer Bewusstseinsminderung sinnvoll, um Zustandsveränderungen im Prozess nachvollziehen zu können. Ein Beispiel stellt hier die intrazerebrale Blutung dar (Hirnblutung).

3.3.6 Temperaturkontrolle

Die Messung der Körpertemperatur ist ebenfalls ein wichtiger diagnostischer Schritt, der insbesondere bei Vorliegen einer Bewusstseinsminderung, eines Pneumonieverdachts und dem Verdacht auf eine Sepsis (lebensbedrohliche Infektion des ganzen Körpers) durchgeführt werden sollte. Gemessen werden sollte nach Möglichkeit die Körperkerntemperatur. Dieser Wert kann mittels eines Ohrthermometers oder einer rektalen Temperaturmessung erhoben werden. Das Ohrthermometer misst mithilfe von Infrarotstrahlen die Wärmestrahlung im Gehörgang und kann somit Rückschlüsse auf die Körpertemperatur vornehmen. Der Vorteil ist, dass diese Maßnahme schnell und unkompliziert durchgeführt werden kann. Bei falscher Anwendung ist es jedoch möglich, falsch niedrige Werte zu messen. Die rektale Messung der Körpertemperatur ist im Vergleich zur Messung mit dem Ohrthermometer deutlich aufwendiger und zeitintensiver.

Die physiologische (natürliche) Körpertemperatur schwankt zwischen 36,5–37,4 °Celsius.

Info

Subfebrile Temperatur: 37,5–38,5 °C

Mäßiges Fieber: 38,6–39 °C

Hohes Fieber: 39,1–39,9 °C

Sehr hohes Fieber: 40–42 °C

Milde Hypothermie: 34–36 °C

Moderate Hypothermie: 30–34 °C

Schwere Hypothermie: < 30 °C

Bemerkung: Die Temperaturgrenzen werden in der Literatur teilweise unterschiedlich definiert. Deshalb ist auch eine andere Einteilung als diese möglich.

Beispiel **Was hat Frau Schmidt? Wie gehen Sie vor?**

Es ist 16 Uhr. Sie werden zu Ihrer Bewohnerin, Frau Schmidt, gerufen. Sie hat gerade Besuch von Ihrer Tochter. Nachdem Sie Gefahren für sich ausgeschlossen haben, fragen Sie nach dem Grund, weshalb Frau Schmidt Sie gerufen hat. Frau Schmidt gibt unverständliche Laute von sich. Ihre Tochter berichtet Ihnen, dass ihre Mutter vor zehn Minuten plötzlich über Kopfschmerzen klagte und Probleme hatte, deutlich zu sprechen. Außerdem ist ihr der Kaffee, den sie trinken wollte, aus dem Mund gelaufen.

Initiale Beurteilung: Keine Gefahren. Das Umfeld zeigt keine lebensbedrohlichen externen Blutungen, sowie keine besonderen Auffälligkeiten, welche Ihnen einen Anhalt für den Zustand Ihrer Bewohnerin gibt. Sie sehen, dass Frau Schmidt zusammen mit ihrer Tochter an einem kleinen Tisch sitzt, auf dem Kuchen sowie Kaffee stehen.

Bewusstsein: Frau Schmidt gibt unklare Laute von sich. Sie kann jedoch bei geschlossenen Fragen – also Fragen, die mit Ja oder Nein beantwortet werden können – nicken oder den Kopf schütteln. Auch macht Frau

Schmidt auf Sie den Eindruck, verlangsamt auf Ihre Fragen zu reagieren. Aufgrund der Auffälligkeiten entschließen Sie sich dafür, die Tochter zu bitten, ihre Mutter zu stützen, damit sie nicht vom Stuhl kippt.

Atemwege: Sie können kein Husten wahrnehmen, kein Pfeifen oder sonstige Atemnebengeräusche hören. Frau Schmidt öffnet ihren Mund langsam. Dabei unterstützen Sie Ihre Bewohnerin. Die Kontrolle des Mund-Rachen-Raumes ergibt, dass Sie keine Essensreste, oder andere Fremdkörper feststellen können. Die Schleimhäute sind feucht und rosig. Sie sehen keine Schwellungen.

Atmung: Bei der Betrachtung der Lippen können Sie keine Zyanose feststellen. Auch scheint die Atmung von Frau Schmidt unauffällig und gleichmäßig zu sein. Es ist kein Einsatz der Atemhilfsmuskulatur sichtbar. Auf die Frage, ob Frau Schmidt Luftnot hat, schüttelt diese langsam den Kopf. Die Sauerstoffsättigung, die Sie mithilfe eines Pulsoxymeters messen, beträgt 97 %.

Kreislauf: Sie sehen auch bei näherer Betrachtung keine Blutungen. Der Puls ist am Handgelenk unregelmäßig, jedoch kräftig tastbar. Die Pulsfrequenz beträgt 73 Schläge pro Minute. Die Haut von Frau Schmidt ist warm und trocken. Die Hautspannung ist ohne auffälligen Befund. Der Blutdruck, den Sie mittels Stethoskop und Blutdruckmanschette erheben, beträgt 190/100 mmHg.

Entscheidung: Frau Schmidt zeigt plötzlich auftretende Kopfschmerzen sowie Sprachstörungen, verzögerte Reaktionen bei Aufforderung und die Unfähigkeit zu trinken. Außerdem stellen Sie im Rahmen Ihrer BAK-Untersuchung fest, dass Frau Schmidt eine Auffälligkeit hinsichtlich ihres Bewusstseins und einen hohen Blutdruck aufweist. Da Sie Ihre Bewohnerin kennen, wissen Sie, dass Sie Vorhofflimmern mit Herzrhythmusstörungen hat. Der unregelmäßige Puls ist daher vermutlich nicht neu aufgetreten. Aufgrund der Befunde und der Schilderungen der Tochter stufen Sie Frau Schmidts Gesundheitszustand als kritisch ein. Deshalb holen Sie eine Kollegin zur Hilfe und bitten sie, den Rettungsdienst anzurufen. Dabei soll sie das Leitsymptom neu aufgetretene neurologische Storungen seit circa 15:50 Uhr und den Bluthochdruck von 190/100 mmHg an die Leitstelle übermitteln.

Erweiterte Maßnahmen: Aufgrund des Leitsymptoms neurologische Störungen entscheiden Sie sich als erstes, den Blutzucker zu messen. Im An-

schluss führen Sie den FAST-Test durch. Als dritte Untersuchung schauen Sie sich den Pupillenstatus von Frau Schmidt an.

Sie erhalten folgende Befunde:

- Der **Blutzuckerwert** wird von Ihrem Messgerät bei 121 mg/dl (6,7 mmol/l, je nach Messgerät) angegeben. Dieses entspricht dem Normwert und ist deshalb unauffällig.

3

- Sie führen den FAST-Test durch:

  Face: Hier zeigt sich, dass Frau Schmidt einen hängenden linken Mundwinkel aufweist. Sie fordern sie auf zu lächeln. Dabei bestätigt sich die Lähmung im Bereich der linken Gesichtshälfte. Es ist eine klare, neu aufgetretene Gesichtsasymmetrie festzustellen.

  Arm: Sie führen bei Frau Schmidt den Armvorhaltetest durch. Ihnen fällt dabei auf, dass sie in der Lage ist, die Arme länger als 10 Sekunden auf gleicher Höhe zu halten. Ebenfalls stellen Sie keine Schwäche der Beine fest.

  Speech: Ihnen ist aufgefallen, dass Ihre Bewohnerin lediglich unklare Laute von sich gibt. Sie ist nicht in der Lage, einen von Ihnen vorgegebenen Satz nachzusprechen oder einen bestimmten Gegenstand zu beschreiben. Jedoch bemerken Sie, dass Frau Schmidt Ihnen verzögert mit Nicken oder Kopfschütteln antworten kann.

  Time: Seit circa 15:50 Uhr sind die Symptome erstmals in Anwesenheit der Angehörigen aufgefallen. Davor war Frau Schmidt unauffällig.

  Ihr Ergebnis nach dem FAST-Schema: Der Test ist zusammenfassend als positiv zu bewerten. Sie haben sowohl im Bereich des Gesichts (Face) als auch im Bereich der Sprache (Speech) Defizite festgestellt. Auch ist der Zeitpunkt der Veränderungen festzumachen.

- Sie führen nun noch eine **Pupillenkontrolle** durch. Die Pupillen zeigen sich gleich groß (isokor), mittelweit und reagieren prompt auf Licht. Somit ergibt die Pupillenkontrolle keine krankhaften Auffälligkeiten.

- Als letztes erheben Sie noch die **Körpertemperatur** mittels Ohrthermometer. Die Körpertemperatur beträgt 37,0 °C und ist somit ebenfalls unauffällig.

Fremdanamneseerhebung (SAMPLE) (▶ Kap. 3.3.1)**:** Mit der Tochter der Betroffenen stellen Sie Folgendes fest:

- **S:** Kopfschmerzen, Unfähigkeit zu trinken, Sprachstörung
- **A:** bekannter Heuschnupfen, Penicillinallergie

- **M:** Marcumar®, Beloc®
- **P:** Vorhofflimmern, arterieller Hypertonus
- **L:** Kaffee getrunken und ein Stück Kuchen gegessen, 15:30 Uhr
- **E:** plötzlicher Symptombeginn beim Kaffeetrinken um 15:50 Uhr, ohne erkennbare Auslöser

Zusammengefasst ist folgendes über den Gesundheitszustand von Frau Schmidt zu sagen: Sie zeigt Auffälligkeiten hinsichtlich ihres Bewusstseinszustands und ihres Kreislaufs.

Aufgrund Ihrer Untersuchungs- und Anamneseergebnisse besteht für Sie der Verdacht, dass Frau Schmidt einen Schlaganfall hat. Deshalb leiten Sie spezifische Maßnahmen für dieses Krankheitsbild ein (▶ Kap. 4.6.4).

Führen Sie die erweiterten Maßnahmen nur durch, wenn Sie sich bei der Durchführung der Maßnahmen sicher fühlen.

Die erweiterten Maßnahmen sind kein Muss. Sie sollten aber durchgeführt werden, wenn die Personal- und allgemeine Situation dieses zulassen. Durch die erweiterten Untersuchungen und besonders durch die Befragung lassen sich viele wichtige Informationen gewinnen. Besonders die Anamneseerhebung hat einen hohen Stellenwert. Vor allem dann, wenn sich der Gesundheitszustand des Betroffenen schnell verschlechtert und nach dem Eintreffen der Rettungskräfte keine Befragung mehr möglich ist.

4 Leitsymptome

Die spezielle Untersuchung und Behandlung nach Leitsymptomen erfolgt erst nach der initialen Beobachtung, dem Vorgehen nach dem BAK-Schema und dem Entscheiden über den Gesundheitszustand. Das Leitsymptom – oder die Leitsymptome – setzen sich aus den Befunden und den geäußerten Hauptbeschwerden zusammen. Bei einem Leitsymptom kann es sich beispielsweise um Bauchschmerzen oder Atemnot handeln. Jedoch kann auch ein Ereignis wie ein Krampfanfall oder eine kurzeitige Bewusstlosigkeit ein Leitsymptom darstellen.

Das leitsymptomorientierte Vorgehen benötigt noch kein Erstellen einer Verdachtsdiagnose. Es ist somit schnell und einfach durchführbar. Aus einem Leitsymptom kann sich jedoch eine Verdachtsdiagnose ableiteten: Das macht ein zielgerichtetes Vorgehen möglich.

Beispiel Leitsymptom Atemnot

Das Leitsymptom ist plötzlich einsetzende Atemnot bei einem Bewohner. Entsprechende Basismaßnahmen zur Atemerleichterung wie Oberkörperhochlagerung, das Öffnen von beengender Kleidung und Sauerstoffzufuhr werden eingeleitet. Bei näherer Untersuchung und Befragung verhärtet sich der Verdacht eines akuten Asthmaanfalls. Für diesen Fall wurde für den Bewohner durch den betreuenden Arzt eine Bedarfsmedikation verordnet. Diese kann nun nach Ausschluss der Kontraindikationen verabreicht werden.

So zeigt sich, dass sowohl das prioritätenorientierte Vorgehen nach dem BAK-Schema als auch das symptomorientierte Vorgehen ineinandergreifen und je nach Qualifikation und Erfahrung spezifischere Maßnahmen ermöglichen.

> **Wichtig** ▸ **Aktualisieren Sie das BAK!**
>
> Verschlechtert sich der Zustand der betroffenen Person während der erweiterten Maßnahmen akut, wird erneut mit dem BAK-Schema angefangen, um die neuen Symptome prioritätenorientiert einzuordnen und entsprechende Leitsymptome abzuleiten!
>
> Beispiele für Verschlechterungen sind unter anderem eine Bewusstseinsminderung oder Bewusstlosigkeit, ein Krampfanfall oder ein Atemstillstand.
>
> Begründung: Bei einer akuten Verschlechterung können trotz vorheriger Kontrolle im Rahmen des BAK-Schemas neue Probleme auftreten, die vorher nicht vorhanden waren. Es könnte dann etwa eine Atemwegsgefährdung vorliegen, die eine sofortige Intervention notwendig macht. Wird nicht wieder mit der BAK-Vorgehensweise begonnen, besteht die reelle Gefahr, dass diese neuen, bedrohlichen Probleme übersehen werden und die Person schwerwiegende Schäden erleidet.

4.1 Leitsymptom Atemstillstand

Das Vorgehen im Rahmen eines Atemstillstands ist im Kapitel 2 der Leitlinien zur Reanimation 2015 des European Resuscation Council beschrieben.[4] In diesem Kapitel werden die Basismaßnahmen zur Wiederbelebung Erwachsener und die Verwendung automatisierter externer Defibrillatoren (AED) erklärt.

---

[4] https://www.grc-org.de/wissenschaft/leitlinien (deutsche Übersetzung)
    https://cprguidelines.eu/ (englisches Original), Zugriff am 26. April 2018

Das Leitsymptom Atemstillstand beschreibt das führende Symptom – Atemstillstand. Ein Atemstillstand würde innerhalb kürzester Zeit zu einem Kreislaufstillstand führen. Deshalb sind die Schlüsselsymptome, um einen möglichen Kreislaufstillstand zu erkennen, die fehlende Reaktion auf Stimulation und die abnormale Atmung (Schnappatmung, fehlende Atmung).

Liegt ein Atemstillstand vor, ist es entscheidend, dass unverzüglich mit den Wiederbelebungsmaßnahmen begonnen wird. Wiederbelebungsmaßnahmen können entweder die kontinuierliche Herzdruckmassage (Thoraxkompression) **oder** die Kombination aus 30 Thoraxkompressionen und 2 Beatmungen sein. Eine sofortige Einleitung von Wiederbelebungsmaßnahmen kann nach Aussage der Leitlinien eine bis zu doppelte bis vierfach Überlebensrate bewirken.

4

Zusätzlich zu den Thoraxkompressionen sollte frühzeitig der Einsatz eines automatisierten externen Defibrillators (AED) erfolgen. Eine Defibrillation kann eine Überlebensrate von bis zu 50–70 % bewirken, wenn sie innerhalb von 3–5 Minuten nach dem Kreislaufstillstand durchgeführt wird. Deshalb sollte frühestmöglich ein AED durch eine zweite Person an den Notfallort gebracht werden. In der gesamten Zeit erfolgt jedoch eine kontinuierliche Herzdruckmassage. Sind Sie alleine, beginnen Sie mit den Thoraxkompressionen, nachdem Sie einen Notruf abgesetzt haben.

Das Beschaffen eines AED darf die Thoraxkompressionen nicht einschränken oder aussetzen!

Wenn in Ihrem Arbeitsbereich sogar mit Atemwegshilfen und Beatmungsbeuteln oder Beatmungsmasken gearbeitet wird, können diese Hilfsmittel ebenfalls frühzeitig eingesetzt werden.

> **Wichtig** | **Erkennen Sie den Kreislaufstillstand und handeln Sie!**
>
> Zur Feststellung eines Kreislaufstillstands werden zur Beurteilung die Symptome Bewusstlosigkeit und Nicht-normale-Atmung verwendet. Sind sie vorhanden, muss unverzüglich mit der Thoraxkompression begonnen werden.
> Der frühzeitige Einsatz eines AED wird empfohlen, wenn ein Gerät zur Verfügung steht oder eine zweite Person dieses holt.

4.1.1 Erkennen des Atem- und Kreislaufstillstands

Wichtig für eine gute Wiederbelebungschance ist das frühzeitige Erkennen eines Kreislaufstillstands, damit zügig Hilfe gerufen und Basismaßnahmen eingeleitet werden können.

Gehen Sie zum Erkennen eines Atem- und Kreislaufstillstands einfach nach dem Ihnen bekannten BAK-Schema vor! Vorab starten Sie mit der Initialen Beobachtung.

1. **Initiale Beobachtung:**
   Achten Sie auf Gefahren! Beachten Sie, dass die Ursache eines Kreislaufstillstands auch für Sie gefährlich sein könnte, wie beispielsweise Gase, die sich in dem Raum befinden, oder Elektrizität. Auch sollten Sie an Infektionserkrankungen denken, wenn Ihnen die bei der betroffenen Person bekannt sind. → Stellen Sie gegebenenfalls die Sicherheit her.
   Beurteilen Sie die Situation. Haben Sie schon ein Anzeichen für ein Ersticken oder eine andere Ursache?

2. **Bewusstsein:**
   Prüfen Sie im nächsten Schritt das Bewusstsein. Der erste Eindruck, den Sie zur Beurteilung heranziehen können, ist die fehlende Reaktion der Person auf Ihre Anwesenheit. Gehen Sie nach dem WASB-Schema vor. Die betroffene Person hat nicht auf Ihre Anwesenheit reagiert. Somit ist sie nicht wach. Sprechen Sie die Person laut an und rütteln Sie an ihrer Schulter. Ist ebenfalls keine Reaktion feststellbar, so ist der Betroffene bewusstlos!

Sollte die Person nicht in Rückenlage liegen, so lagern Sie sie jetzt auf den Rücken.

3. **Atemwege:**
Als nächstes sollen Sie die Atemwege kontrollieren. Dazu überstrecken Sie vorsichtig den Kopf, indem Sie eine Hand auf die Stirn der betroffenen Person legen und Sie den Kopf leicht nach unten ziehen. Mit den Fingerspitzen der anderen Hand heben Sie das Kinn an. Fallen Ihnen bei diesem Vorgang schwerwiegende Atemwegsverlegungen auf, dann entfernen Sie diese, gegebenenfalls mit Hilfsmitteln, die Ihnen zur Verfügung stehen! Das Überstrecken des Kopfes und Anheben des Kinns dienen dem Freimachen der Atemwege. Nur dann kann die Atmung vernünftig beurteilt werden. Überstrecken Sie den Kopf nicht, kann eine Verlegung der Atemwege durch die Zunge aufgrund der nichtvorhandenen Muskelspannung vorkommen.

4. **Atmung:**
Überprüfen Sie nach dem Überstrecken des Kopfes die Atmung. Dabei bleibt der Kopf kontinuierlich überstreckt. Versuchen Sie durch Hören, Sehen und Fühlen eine Atmung festzustellen. Dazu knien Sie sich seitlich neben den Kopf der betroffenen Person. Drehen Sie Ihren Kopf in Richtung ihrer Füße. Gehen Sie mit Ihrem Ohr dicht an den Mund der Person, ohne sie zu berühren. Schauen Sie auf den Brustkorb und achten Sie darauf, ob Sie Brustkorbbewegungen sehen können. Hören Sie auf Atemgeräusche. Prüfen Sie, ob Sie Atemströmungen an Ihrem Ohr spüren.

Die Überprüfung der Atmung soll nicht länger als zehn Sekunden dauern! Nehmen Sie sich dennoch diese Zeit, um die Atmung vernünftig zu beurteilen.

In einigen Fällen weisen betroffene Personen noch für eine kurze Zeit eine insuffiziente Atmung auf, die als Schnappatmung bezeichnet wird. Sie ist gekennzeichnet durch lange Atempausen und gelegentliche, kurze, »schnappende« Atemzüge. Sie wird als nicht normale Atmung eingestuft und ist in diesem Fall wie ein Atemstillstand zu werten!

> Die Schnappatmung darf nicht als normale Atmung interpretiert werden!

> **Wichtig** Notfall ... Setzen Sie den Notruf ab und helfen Sie!
>
> Liegt ein Atemstillstand oder eine Schnappatmung vor, rufen Sie Hilfe. Nach Möglichkeit bitten Sie dazu eine zweite Person, die Notrufnummer 112 zu wählen und den Rettungsdienst zu alarmieren. Ist keine zweite Person verfügbar, wählen Sie selbst den Notruf. Nach Möglichkeit sollten Sie bei Ihrem Telefon die Freisprecheinrichtung einschalten, sodass Sie Sprechen und Zuhören sowie gleichzeitig Maßnahmen durchführen können.
>
> Verlassen Sie die betroffene Person nur, wenn es keine andere Möglichkeit gibt und beginnen Sie frühzeitig mit der Wiederbelebung.

Das K des BAK-Schemas wird an dieser Stelle im Folgenden als Maßnahme näher betrachtet.

4.1.2 Wiederbelebungsmaßnahmen

Jetzt erfolgt mit dem Buchstaben K des BAK-Schemas das Herstellen eines minimalen Kreislaufs, indem Sie Thoraxkompressionen durchführen. Liegt kein Erstickungsnotfall vor, so enthält das Blut in der Lunge und den Blutgefäßen noch Sauerstoff. Dieses reicht für einige Minuten aus. Deshalb wird **immer** mit den Thoraxkompressionen begonnen.

Durchführung der Thoraxkompressionen

Für das Durchführen der Thoraxkompressionen ist es notwendig, dass der Oberkörper des Betroffenen entkleidet ist. Ist dies nicht der Fall, müssen Sie die Kleidung entfernen. Dazu bietet es sich an, eine Kleiderschere zu nutzen, die Sie beispielsweise in Ihrer Notfalltasche haben.

Ist die Kleidung am Brustkorb entfernt, knien Sie sich neben die Person auf Höhe der Brust. Suchen Sie die Mitte des Brustkorbes auf. Diese Position entspricht der unteren Hälfte des Brustbeins und markiert den Druckpunkt der Thoraxkompressioenen. Legen Sie an diese Stelle den Handballen einer

4

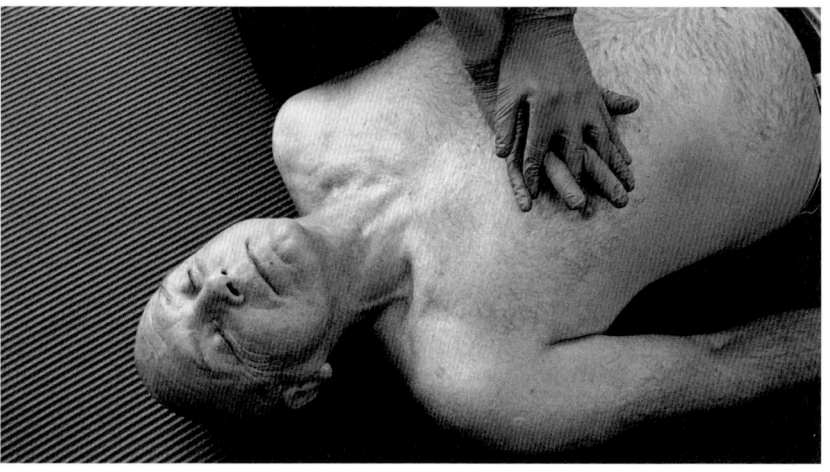

Abb. 15: Position der Hände auf dem Brustbein

Ihrer Hände. Legen Sie anschließend die zweite Hand über Ihre erste. Sie können dabei die Finger miteinander verschränken (▶ Abb. 15). Prüfen Sie noch einmal, dass Ihr unterer Handballen nicht auf den Rippen, sondern auf dem Brustbein liegt.

Strecken Sie anschließend Ihre Arme durch und bringen Sie Ihre Schultern, indem Sie sich nach vorne lehnen, senkrecht über den Brustkorb der betroffenen Person. Nun haben Ihre Arme ungefähr einen 90-Grad-Winkel zum Brustkorb des Betroffenen (▶ Abb. 16). Starten Sie nun die Kompressionen.

Drucktiefe

Bei einem durchschnittlich großen, erwachsenen Menschen sollte eine Drucktiefe von 5 bis maximal 6 cm erreicht werden. Diese Drucktiefe ist notwendig,

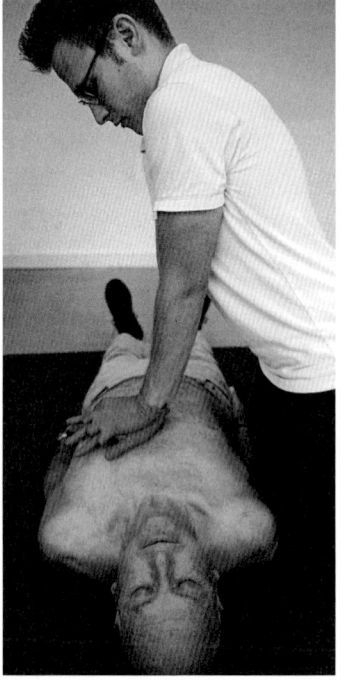

Abb. 16: Körperhaltung bei der Wiederbelebung

Schaffen Sie sich bestmögliche Voraussetzungen – erhöhen Sie so die Wahrscheinlichkeit einer erfolgreichen Wiederbelebung.

damit ausreichender Druck auf das Herz ausgeübt wird. Durch die Kompression des Herzens erfolgt ein Ausströmen des Blutes aus dem Herz in den Lungen- und Körperkreislauf.

Beim Durchführen von Thoraxkompressionen kommt es häufig zu Rippen- oder Brustbeinbrüchen. Die Organe werden jedoch nur selten verletzt. Diese etwaigen Komplikationen müssen jedoch für eine ausreichende Drucktiefe in Kauf genommen werden, damit ein ausreichender Blutfluss entsteht. Sollte es jedoch vermehrt zu Knochenbrüchen kommen, müssen noch einmal der Ort der Thoraxkompression (Druckpunkt) sowie die Drucktiefe kontrolliert werden!

> **Wichtig**   **Was Sie bei der Thoraxkompression unbedingt beachten müssen!**
>
> Für das Erreichen der ausreichenden Drucktiefe ist es unbedingt notwendig, dass die betroffene Person auf einem festen Untergrund liegt. Deshalb sollten beispielsweise luftgefüllte Matratzen schnell entlüftet oder die betroffene Person am besten auf einem festen Untergrund gelagert werden. Auch einfache Matratzen geben zu viel nach. Ebenfalls ist die Wirksamkeit von Rückenbrettern für die Wiederbelebung im Bett zweifelhaft. Ziehen Sie daher die Person – am besten zu zweit – aus dem Bett auf den Boden!
> Bedenken Sie: Gibt der Untergrund zu sehr nach, sind die Thoraxkompressionen nicht effektiv. Oder Sie müssen so viel Kraft aufwenden, dass Sie schnell erschöpfen!

Wichtig ist jedoch nicht nur die Drucktiefe, sondern auch, dass Sie nach jeder Kompression den Brustkorb wieder vollständig entlasten. Dabei sollten Sie jedoch den Handballen nicht vom Brustkorb nehmen, da Sie sonst möglicherweise Ihren Druckpunkt jedes Mal verschieben. Wird der Brustkorb nicht komplett entlastet, reduziert sich der Blutrückfluss zum Herzen und

somit die Herzfüllung. Das führt dann zu einem geringeren Blutstrom bei der Kompression und somit zu einer schlechteren Überlebensrate.

Frequenz und Unterbrechungen
Es wird eine Frequenz von 100–120 Kompressionen pro Minute empfohlen. Das entspricht maximal zwei Kompressionen pro Sekunde. Zu schnelle Kompressionen führen dazu, dass die Drucktiefe nicht mehr ausreichend ist. Deshalb sollten zu schnelle Kompressionen vermieden werden. Es ist wichtig, die Unterbrechungen der Thoraxkompressionen so gering wie möglich zu halten. Sprechen Sie sich deshalb, wenn Sie zu zweit sind, gut ab und planen Sie schon während der Kompressionen mögliche Unterbrechungen für eine Defibrillation oder Beatmung.

4

> **Wichtig** | **Thoraxkompression ist vorrangig!**
>
> Die Herzdruckmassage hat im Rahmen der Wiederbelebung die höchste Priorität!

Atemspende/Beatmung

Nach 30 Kompressionen sollten zwei Atemspenden erfolgen. Somit beträgt das Kompressions-Beatmungs-Verhältnis 30:2. Haben Sie keine Hilfsmittel für die Beatmung vor Ort und ist eine Beatmung mit dem eigenen Mund für Sie nicht zumutbar, dann führen Sie lediglich kontinuierliche Herzdruckmassagen durch.

Stehen Ihnen Hilfsmittel für die Beatmung zur Verfügung, wie beispielsweise eine Beatmungsmaske oder ein Beatmungsbeutel mit Maske, sollten Sie diese anwenden, wenn Sie in der Durchführung trainiert sind (▶ Abb. 17). Alternativ kann auch eine Mund-zu-Mund oder Mund-zu-Nase-Beatmung erfolgen.

Das empfohlene Atemvolumen entspricht dem sichtbaren Heben des Brustkorbs. Deshalb sollten Sie während der Atemspende den Brustkorb der Person beobachten. Die Atemspende erfolgt nicht stoßweise, sondern in einem

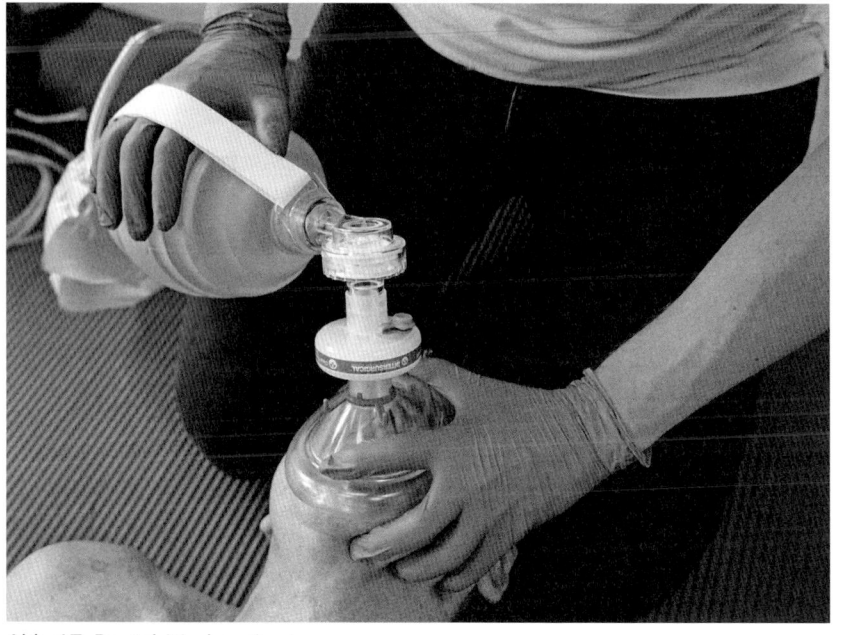

Abb. 17: Beutel-Masken-Beatmung

normalen Atemzug. Die Thoraxkompressionen sollten für zwei Beatmungen maximal zehn Sekunden unterbrochen werden.

Mund-zu-Mund-Beatmung
Wie schon bei der Kontrolle der Atmung werden die Atemwege durch das Überstrecken des Kopfes und Anheben des Kinns frei gemacht. Mit dem Daumen und dem Zeigefinger Ihrer Hand, die an der Stirn der betroffenen Person liegt, verschließen Sie während des Überstrecken des Kopfes durch das Zusammendrücken der Nasenflügel die Nase.

Anschließend führen Sie, nachdem Sie normal eingeatmet haben, Ihren Mund zu dem geöffneten Mund des Betroffenen und legen Ihre Lippen um seinen Mund. Wenn der Mund gut abgedichtet ist, atmen Sie normal in den Mund der Person aus. Achten Sie dabei auf eine Brustkorbhebung. Danach heben Sie Ihren Kopf wieder an, beobachten das Sinken des Brustkorbs und atmen normal wieder ein. Der Kopf der betroffenen Person bleibt dabei wei-

ter überstreckt. Anschließend führen Sie wie beim ersten Mal eine weitere Atemspende durch.

Dann beginnen Sie erneut mit 30 Herzdruckmassagen, um anschließend wieder zwei Atemspenden durchzuführen.

Mund-zu-Nase-Beatmung

4

Ist der Bereich um den Mund stark verletzt oder lässt sich der Mund nicht öffnen, kann eine Mund-zu-Nase-Beatmung durchgeführt werden. Ebenfalls wird sie in Erwägung gezogen, wenn eine ausreichende Abdichtung und Beatmung bei einer Mund-zu-Mund-Beatmung nicht möglich ist.

Die Kopfposition ist wie schon bei der Mund-zu-Mund-Beatmung beschrieben: Der Kopf ist überstreckt und das Kinn angehoben. Mit der Hand am Kinn halten Sie nun den Mund weiter zu. Sie führen nun Ihren Mund zur Nase der betroffenen Person und umschließen diese mit Ihren Lippen. Jetzt führen Sie ebenfalls Ihre Atemspende wie oben beschrieben durch.

Nach zwei Atemspenden erfolgt wieder das Durchführen der 30 Thoraxkompressionen bis zu nächsten Beatmung.

Mund-zu-Tracheostoma-Beatmung

Verfügt die zu versorgende Person über ein Tracheostoma, ist es ebenfalls möglich, über eine Trachealkanüle oder ein Tracheostoma zu beatmen. Das kann bei betroffenen Personen sogar die einzige Möglichkeit der Beatmung darstellen.

Dazu muss der Hals von Kleidungsstücken freigelegt werden. Der Kopf wird wieder vorsichtig überstreckt. Beim Tracheostoma muss davor die Innenkanüle entfernt werden. Die Außenkanüle wird belassen. Nun erfolgt die Mund-zu-Tracheostoma-Beatmung.

Bei einer Trachealkanüle kann eine Beatmung direkt über den außen sichtbaren Normkonnektor erfolgen, an dem auch ein Beatmungsbeutel angeschlossen werden kann. Dazu wird der Anschluss mit den Lippen umschlossen.

Nach zwei Atemspenden erfolgt nun wieder das Durchführen von 30 Thoraxkompressionen, bis die nächste Beatmung eingeleitet wird

Ermüdung der Helfer

Das Durchführen von Wiederbelebungsmaßnahmen ist auch körperlich anstrengend. Untersuchungen zeigen, dass die Drucktiefe im Rahmen der Thoraxkompressionen schon nach 1½–3 Minuten nachlässt. Um die Qualität der Kompressionen zu gewährleisten wird deshalb empfohlen, nach zwei Minuten einen Helferwechsel zu vollziehen.

Um die Zeit, in der keine Thoraxkompressionen durchgeführt werden, so gering wie möglich zu halten, kann die Analysczeit des AED (automatisierter externer Defibrillator) oder die Phase der Beatmung für einen Wechsel genutzt werden.

Abbruch der Wiederbelebungsmaßnahmen

Erlangt die Person, bei der Sie Wiederbelebungsmaßnahmen durchgeführt haben, wieder einen Spontankreislauf, können Sie die Wiederbelebungsmaßnahmen beenden. Zeichen einer erfolgreichen Wiederbelebung können sein:

- Öffnen der Augen
- Bewegungen
- Es ist eine normale Atmung festzustellen

Ebenfalls können Sie unterbrechen, wenn professionelle Hilfe am Notfallort eintrifft und Sie anweist, die Maßnahme einzustellen. Hören Sie jedoch nicht sofort beim Eintreffen des Rettungsdienstes mit Ihren Maßnahmen auf, sondern warten Sie auf entsprechende Anweisungen.

Wenn Sie erschöpft sind und keine Wiederbelebungsmaßnahmen mehr durchführen können, ist das Unterbrechen der Maßnahmen ebenfalls möglich.

> **Fazit** **Wiederbelebungsmaßnahmen richtig gemacht**
>
> • Die Thoraxkompressionen haben die höchste Priorität. Sie werden in der Mitte des Brustkorbes mit einer Frequenz von 100–120 Kompressionen pro Minute und einer Drucktiefe von 5 bis maximal 6 cm durchgeführt.
> • Achten Sie unbedingt darauf, dass die Person auf einem festen Untergrund liegt – legen Sie sie ggf. auf den Fußboden.
> • Wenn Sie sich keine Beatmung zutrauen, dann führen Sie nur kontinuierliche Thoraxkompressionen durch.
> • Das Kompressions-Beatmungs-Verhältnis beträgt 30:2.
> • Für die zwei Beatmungen muss der Kopf überstreckt und das Kinn angehoben werden.
> • Bei der Beatmung achten Sie auf das Heben des Brustkorbs.

4

4.1.3 Einsatz eines AEDs

Lassen Sie, nachdem Sie einen Kreislaufstillstand festgestellt haben und der Notruf abgesetzt wurde, einen AED (automatisierten externen Defibrillator) holen. In der Zeit, in der das Gerät geholt wird, werden die Basismaßnahmen – Thoraxkompressionen und Beatmung – durchgeführt. Der Einsatz eines AED wird als effektiv und sicher beschrieben. Durch einen AED besteht die Möglichkeit, frühzeitig eine Defibrillation durchzuführen. Das hat einen positiven Einfluss auf das Überleben bei einer defibrillieren Herzrhythmusstörung.

Der AED verfügt über eine Sprachführung und kann Ersthelfer bei Wiederbelebungsmaßnahmen anleiten. Folgen Sie den Sprachanweisungen konzentriert. Minimieren Sie Unterbrechungen der Thoraxkompression, indem Sie nach der Aufforderung diese sofort wieder aufnehmen.

> Eine frühe Defibrillation kann die Überlebensrate auf 50–70 % erhöhen.

Steht ein AED zur Verfügung, sollte er unverzüglich eingesetzt werden. Während ein Helfer die Thoraxkom-

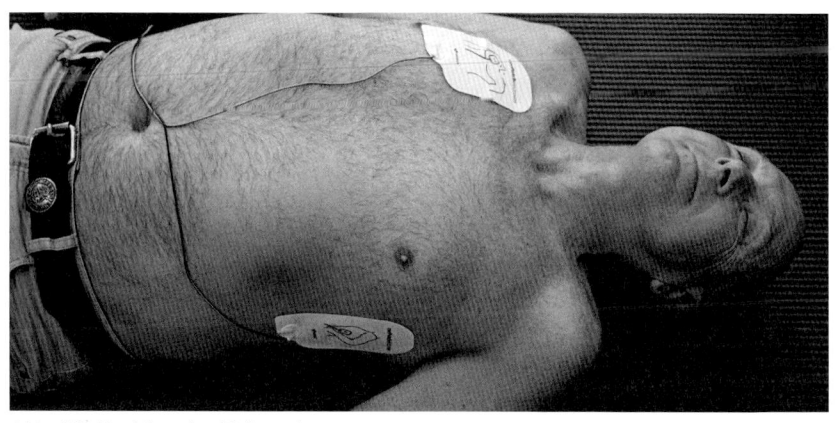

Abb. 18: Position der Elektroden

pressionen durchführt, aktiviert der andere das Gerät. Anschließend wird der Sprachanweisung Folge geleistet. Dazu werden die Defibrillatorelektroden des Geräts auf dem Brustkorb der betroffenen Person aufgeklebt. Die genauen Stellen, an denen die Elektroden positioniert werden sollen, sind bildlich auf den Elektroden dargestellt (▶ Abb. 18).

Achten Sie darauf, dass die Elektroden fest auf dem Brustkorb aufliegen. Entfernen Sie gegebenenfalls mittels eines Einwegrasierers die Brustbehaarung der Person, falls kein Hautkontakt der Elektroden aufgrund der Behaarung möglich ist. Anschließend wird Sie das Gerät per Sprachanweisung auffordern, die Person nicht zu berühren, da es die elektrische Herzaktivität analysiert. Entweder empfiehlt der AED im Anschluss, einen Schock auszulösen oder mit den Thoraxkompressionen und der Beatmung fortzufahren.

Wird ein Schock empfohlen, so lädt das Gerät automatisch die benötigte Energie und steht für die Defibrillation bereit. Nun ist es Ihre Aufgabe darauf zu achten, dass weder Sie noch Umstehende einen Kontakt zum Betroffenen haben. Sagen Sie laut: »Alle weg, ich schocke!«. Erst wenn Sie sich sicher sind, dass keine Berührung mit der Person gegeben ist, drücken Sie den blinkenden Kopf, der in der Regel mit einem Blitzsymbol gekennzeichnet ist. Damit lösen Sie die Defibrillation aus. Die Person kann dabei zucken. Lassen Sie sich dadurch nicht verängstigen und seien Sie darauf vorbereitet. Anschließend beginnen Sie sofort wieder mit den Thoraxkompressionen.

Fazit   **Einsatz des AEDs**

Der Einsatz eines AEDs ist sicher und effektiv. Außerdem kann eine
frühe Defibrillation die Überlebensrate deutlich erhöhen.
- Beauftragen Sie frühzeitig eine zweite Person einen AED zu holen.
- Folgen Sie konzentriert den Sprachanweisungen des Gerätes.
- Vergewissern Sie sich vor der Defibrillation, dass keine Person
  noch Kontakt zum Betroffenen hat.
- Beginnen Sie nach der Defibrillation wieder umgehend mit den
  Thoraxkompressionen.

4

4.1.4 Darstellung des Wiederbelebungsablaufs Erwachsener

Gehen Sie nach dem BAK-Schema vor.
Keine Reaktion und keine normale Atmung.

Rufen Sie Hilfe.
Lassen Sie eine zweite Person den Notruf wählen. Sind Sie allein,
dann rufen Sie den Rettungsdient (nutzen Sie die Freisprecheinrichtung).

Beginnen Sie mit 30 Thoraxkompressionen.

Führen Sie 2 Beatmungen durch.
(Wenn Sie dies nicht können,
führen Sie kontinuierliche Thoraxkompressionen durch.)

Führen Sie die Wiederbelebungsmaßnahmen fort.
30 Thoraxkompressionen, dann 2 Beatmungen.

Nutzen Sie frühzeitig einen AED und folgen Sie den Anweisungen.
Lassen Sie frühzeitig durch eine zweite Person einen AED holen.

Abb. 19: Basisablauf zur Wiederbelebung Erwachsener

4.2 Leitsymptom Abdomineller Schmerz

Bauchschmerzen sind keine seltenen Beschwerden. Es ist jedoch schwierig, die Bauchschmerzsymptome näher einzugrenzen und die Ursachen dafür zu identifizieren. Dennoch gibt es Basismaßnahmen und Untersuchungen, die Sie in einer solchen Situation durchführen können.

4.2.1 Untersuchung

Bei der Untersuchung des Abdomens sollten Sie zum einen über die Inspektion (Betrachtung) und Palpation (Abtasten) sowie über die Anamnese Informationen über die Beschwerden sammeln. Die Inspektion und Palpation zählt zu den erweiterten Maßnahmen zur fokussierten Untersuchung und folgt nach dem Vorgehen des BAK-Schemas und der Anamnese.

Anamnese
Zuerst wird bei einer auskunftsfähigen Person eine Anamneseerhebung durchgeführt. Das ist notwendig, um detailliertere Angabe über die Beschwerden zu erfahren und ist gerade bei abdominellen Beschwerden besonders von Bedeutung. Ebenfalls werden die Erkenntnisse für die fokussierte Untersuchung benötigt. Bei der Anamnese wird sich nach dem SAMPLE-Schema (▶ Kap. 3.3.1) orientiert.

Symptome:
Es gibt eine große Anzahl an Symptome, welche eine Person mit Bauchschmerzen aufweisen kann. Einige ausgewählte Symptome und Befunde sowie mögliche Ursachen können Sie der Tabelle entnehmen (▶ Tab. 7). Dort sehen Sie eine Auswahl an Befunden und möglichen Ursachen.

Wie Sie der Tabelle entnehmen können, gibt es eine Vielzahl an Symptomen und Befunden. Diese sollten Sie nach Möglichkeit im Rahmen Ihrer Anamnese abklären. Werden Schmerzen angegeben, sollten Sie nicht nur die Intensität (Skala von 1–10), sondern zusätzlich die folgenden Punkte abfragen:

Tab. 7: Symptome, Befunde und mögliche Ursachen bei abdominellen Schmerzen

Symptome/Befunde	Mögliche Ursachen
Bluterbrechen (frisch oder dunkel [kaffeesatzartig])	Blutung im Mund-Rachen-Raum, in der Speiseröhre, im Magen oder Zwölffingerdarm
Koterbrechen	Verschlüsse und Verengungen des Darms
(Frisches) Blut im Stuhl	Blutungen ab dem unteren Teil des Zwölffingerdarms bis zum Rektum, z. B. bei: Hämorrhoiden, chronischen entzündlichen Darmerkrankungen, Tumoren
Schwarzer Stuhl (enthält verdautes Blut)	Blutungen oberhalb des Zwölffingerdarms. Zum Beispiel bei Magengeschwüren, Blutungen in der Speiseröhre
Durchfall	oft virale oder bakterielle Infektion des Darms, Reaktion auf Medikamenteneinnahme, psychische Ursache
Blut im Urin	Entzündungen, Tumore oder Steine der Niere, Harnleiter, Blase oder Harnröhre
Schmerztypen	**Mögliche Ursachen**
Kolikartiger Schmerz (wellenförmig starker und wieder abklingender Schmerz)	Gallenstein, Harnleiterstein, mechanischer Darmverschluss oder auch Dünndarmentzündung
Zunehmender Schmerz	Entzündung des Magen-Darm-Trakts, der Bauchspeicheldrüse, des Nierenbeckens, des Blinddarms, der Gallenblase
Akut heftiger Schmerz	Organ- oder Geschwürruptur, Verletzung durch äußere Gewalteinwirkung

4

- Wann haben die Schmerzen begonnen?
- Lassen sich die Schmerzen verstärken, zum Beispiel durch Betasten? Oder sind sie gleichbleibend?
- Entspricht der Schmerzen einem der in der Tabelle (▶ Tab. 7) aufgeführten Schmerztypen?

Tab. 8: Lokalisation der abdominellen Beschwerden nach Erkrankung

Rechter Oberbauch	Linker Oberbauch
• Gallenkolik • Bauchspeicheldrüsenentzündung • Magenschleimhautentzündung • Gallenblasenentzündung • Entzündung der Speiseröhre • Magengeschwür • Darmgeschwür	• Magenschleimhautentzündung • Bauchspeicheldrüsenentzündung • Entzündung der Speiseröhre • Erkrankung der Milz • Herzinfarkt
Rechter Unterbauch	**Linker Unterbauch**
• Blinddarmentzündung • Harnleitersteine • Harnwegsinfekt • Divertikulitis • Gynäkologische Erkrankungen • Hernien	• Divertikulitis • Hernie • Gynäkologische Erkrankungen • Harnleitersteine • Harnwegsinfekt

- Wo ist der Schmerz genau? In welchem der vier Quadranten (▶ Tab. 8)?
- Wie stark sind die Schmerzen?
- Sind die Schmerzen stärker geworden?

Beachten Sie: Bei chronischen Schmerzen, Vormedikation mit Analgetika, Demenz oder Diabetes mellitus sowie aufgrund individuellem Schmerzempfinden, kann die Angabe von Schmerzen durch die betroffene Person sehr schwierig einzuschätzen sein.

Divertikulitis = Entzündung einer Aussackung der Darmwand (Divertikel)

Der Bauch wird in der Regel in vier Bereiche (Quadranten) eingeteilt, damit Befunde besser eingeordnet werden können. Diese gliedern sich in den rechten und linken Ober- sowie Unterbauch. Die Grenze ist jeweils der Bauchnabel.

Allergien:
Sind Allergien oder Unverträglichkeiten bekannt? Kam die Person mit einer allergieauslösenden Substanz in Kontakt? Auch allergische Reaktionen können abdominelle Beschwerden wie Schmerzen, Krämpfe und Durchfall auslösen.

Medikamente:
Nimmt die Person Medikamente, welche die Beschwerden erklären könnten? Werden gewisse Beschwerden erst angegeben, seitdem die Medikamente neu eingenommen wurden. Beachten Sie beispielsweise die Gefahr des Magengeschwürs bei der Einnahme von Ibuprofen, Diclofenac oder ASS (Acetylsalicysäure). Werden Schmerzmedikamente eingenommen, die die Schmerzen sogar »verdecken« könnten?

4

Patientengeschichte:
Sind die Beschwerden schon bekannt? Sind Erkrankungen im abdominellen Bereich bekannt, die zu den Beschwerden passen könnten?

Beispiel: Hat eine Person bereits diagnostizierte Gallensteine und klagt jetzt über an- und abschwellende Schmerzen im rechten Oberbauch, so könnte akut eine Gallenkolik vorliegen.

Letzte Mahlzeit / letzte Ausscheidungen:
Wann wurde zuletzt gegessen oder getrunken? Was wurde gegessen und getrunken? Gibt es einen Zusammenhang zwischen dem Essen und Trinken und den Beschwerden?

Wann war der letzte Stuhlgang? Ist das schon länger her? Wie sahen die Ausscheidungen aus (▶ Tab. 7)?

Ereignis:
Kann ein klares Ereignis als Auslöser der Beschwerden ausfindig gemacht werden? Was wurde vor Beginn der ersten Symptome gemacht? Ist etwas vorgefallen?

Fokussierte Untersuchung

Im Rahmen der fokussierten Untersuchung wird immer mit der Inspektion begonnen. Bei abdominellen Beschwerden, sollte eine Untersuchung des Bauches immer durchgeführt werden.

Inspektion:

Im Rahmen der Inspektion betrachten Sie den Bauch der betroffenen Person. Dazu ist es notwendig, Kleidungsstücke zu entfernen, sodass Sie gute Sicht haben. Achten Sie darauf, ob Sie einen aufgeblähten Bauch wahrnehmen, ob Sie Hautveränderungen (Rötungen, Hämatome, Narben) oder Schwellungen sowie andere ungewöhnliche Befunden erkennen können. Möglicherweise fällt Ihnen beispielsweise auch schon im Bereich des Bauchnabels eine Ausstülpung auf, die auf eine Nabelhernie hindeuten kann.

Palpation:

Betasten Sie den Bauch, nachdem Sie wissen, wo die Person Schmerzen hat. Klären Sie die Person vor dem Betasten des Bauches auf, was Sie machen. Während der Palpation sollte die Person flach liegen. Es werden alle Quadranten vorsichtig abgetastet. Dabei sollte in dem Bereich begonnen werden, der dem schmerzhaften Bereich am weitetesten entfernt liegt.

Beispiel: Gibt die Person Schmerzen im rechten Oberbauch an, so beginnen Sie mit dem Betasten im linken Unterbauch.

Betasten Sie vorsichtig die Bauchdecke. Achten Sie dabei auf den Gesichtsausdruck der zu untersuchenden Person. Werden beim Betasten Schmerzen angegeben? Ist der Bauch weich oder ist eine Abwehrspannung zu tasten?

Weitere Befunde:

Hat eine Person Bauchschmerzen, sollten neben der Anamneseerhebung und der fokussierten Untersuchung noch die Erhebung der Körpertemperatur sowie das Messen des Blutdrucks und der Pulsfrequenz erfolgen. Eine erhöhte Körpertemperatur könnte auf eine Infektion hindeuten. Eine hohe Pulsfrequenz und ein niedriger Blutdruck können Zeichen für eine Blutung sein.

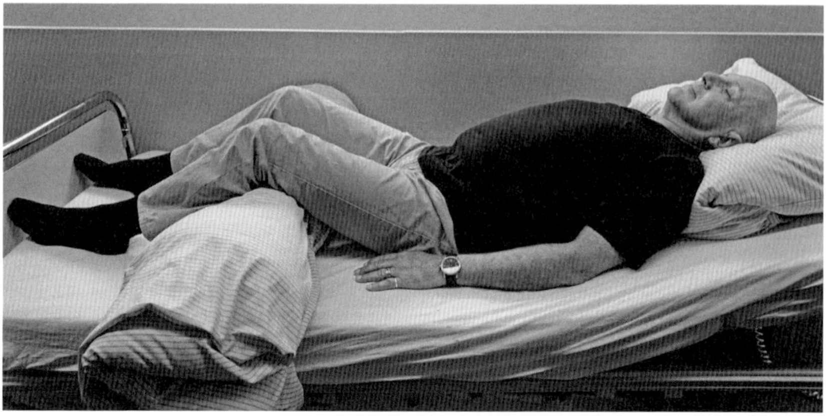

Abb. 20: Bauchdeckenentlastende Lagerung

4.2.2 Weitere Maßnahmen

Wesentlich bei abdominellen Beschwerden ist das Lindern der Schmerzen. Dazu kann eine sogenannte bauchdeckenentlastende Lagerung durchgeführt werden. Um die Bauchdecke zu entlasten, sollten die Beine angewinkelt und zum Beispiel durch eine Knierolle in dieser Position gehalten werden. Zusätzlich wird der Oberkörper gebeugt. Das kann durch eine Oberkörperhochlagerung erfolgen oder durch flaches Liegen auf der Seite (Embryonalhaltung) durchgeführt werden (▶ Abb. 20).

Liegt ein größerer Volumenverlust vor, zum Beispiel aufgrund einer Blutung, kann eine Flachlagerung erfolgen. Gegebenenfalls können Sie eine Knierolle unterlegen. Ist die Person bewusstlos, wird die stabile Seitenlage durchgeführt. Außerdem ist bei dem Verdacht eines Blutverlustes die Gabe von Sauerstoff möglich.

Bedenken Sie, dass bei akuten Bauchschmerzen möglicherweise eine Operation im Krankenhaus durchgeführt werden muss. Deshalb sollte bis zur endgültigen Abklärung der Schmerzen keine weitere Nahrungsaufnahme mehr erfolgen!

> Wurde die Person für die Inspektion und Palpation entkleidet, sollte im Anschluss ein Warmhalten des Betroffenen erfolgen.

Info

Liegt eine Verletzung des Bauches durch einen Fremdkörper vor, wie beispielsweise ein Messer oder andere Gegenstände, werden diese Gegenstände an dem Ort – der verletzten Stelle – belassen und nicht herausgezogen. Stellen Sie eine starke externe Blutung fest, versuche Sie diese durch manuellen Druck auf die Wunde mit Kompressen zu stoppen, bis der Rettungsdienst eintrifft.

Fazit   Beurteilen Sie nur den Zustand

Eine genaue Diagnose von abdominellen Schmerzen ist für Pflegekräfte in der Akutsituation schwierig zu stellen. Das ist aber auch nicht unbedingt notwendig. Beurteilen müssen Sie lediglich, ob es sich um einen kritischen Gesundheitszustand handelt oder nicht. Erheben Sie eine Anamnese, begutachten Sie den Bauch und tasten Sie ihn ab.

Führen Sie dann Basismaßnahmen durch. Versuche Sie durch Lagerung Schmerzen zu lindern. Bei akuten Beschwerden erfolgt keine Nahrungsaufnahme mehr.

4.3   Leitsymptom Brustschmerz

Brustschmerz ist ein häufiges Leitsymptom im Bereich der notfallmedizinischen Versorgung und kann lebensbedrohliche Erkrankungen als Ursache haben. Deshalb gilt es lebensbedrohliche Erkrankungen als Ursache zu erkennen und frühzeitig den Rettungsdienst zu rufen.

Folgende Erkrankungen sind lebensbedrohlich und sollten hinsichtlich der Symptomatik Brustschmerz unbedingt beachtet werden:

- Herzinfarkt
- Lungenarterienembolie
- Aortendissektion

Beachten Sie unbedingt, dass Erkrankungen der Aorta und des Herzens regelmäßig auch in den Bereich des Bauches ausstrahlen sowie untypische Symptome zeigen können.

4

4.3.1 Herzinfarkt

Bei einem Herzinfarkt liegt ein vollständiger Verschluss einer Koronararterie vor. Diese versorgt den Herzmuskel mit Blut. Der Verschluss wird oftmals durch einen Thrombus, einen sogenannten Gefäßpropf, verursacht. Die Folge ist eine Minderversorgung des Gewebes hinter dem nun verschlossenen Gefäß – es kommt zum Absterben von Zellen. Daraus resultieren unter Umständen teils lebensbedrohliche Herzrhythmusstörungen, die zum Kammerflimmer und somit zu einem Herzkreislaufstillstand führen können. Außerdem kann – je nach Größe des betroffenen Arials – ein Versagen der Herzmuskulatur entstehen, sodass die Pumpleistung des Herzens nicht mehr ausreicht.

Führen Sie nach dem BAK-Schema (▶ Kap. 3.1.2) im Rahmen der erweiterten Maßnahmen eine Anamnese durch. Nutzen Sie das SAMPLE-Schema (▶ Kap. 3.3.1). Achten Sie im Rahmen Ihrer körperlichen Untersuchung und Anamnese auf folgende Symptome:

Symptome:
- Atemnot
- Schmerzen:
  - Plötzlich auftretende stechende bis stumpfe Schmerzen hinter dem Brustbein
  - Ggf. ausstrahlende Schmerzen in den linken Brustkorb oder Arm, sowie in den Kiefer, Rücken oder Oberbauch
  - Oft ein Engegefühl, als würde ein Elefant »auf der Brust stehen«
- Blasse, kühle, schweißige Haut

- Angst und Unruhe
- Ggf. Herzrhythmusstörungen
- Ggf. kurzzeitige Bewusstlosigkeit
- Übelkeit, Erbrechen

Beachten Sie, dass Symptome eines Herzinfarktes auch sehr diffus sein können. Gerade bei Frauen oder Diabetikern können die Schmerzverläufe weniger eindeutig sein. Blasse, schweißige Haut, Unwohlsein sowie Unruhen und unspezifische Schmerzen im Bereich der Brust oder des Oberbauches sollten Sie immer an einen Herzinfarkt denken lassen. Außerdem treten meist die Symptome eines Herzinfarktes plötzlich, in Ruhe oder bei Bewegung auf.

Basismaßnahmen:
- Unbedingt den Rettungsdienst rufen
- Keine Belastung mehr! Nicht gehen lassen
- Beruhigen und Angst nehmen
- Herzbettlagerung zur Entlastung des Herzens (▸ Abb. 21)
- Bei Hypotonie: Flachlagerung
- Stabile Seitenlage bei Bewusstlosigkeit
- Angepasste Sauerstoffgabe bei Luftnot und einer Sauerstoffsättigung < 90 %
- Keine Nahrungsaufnahme mehr, um ggf. eine Narkose für spätere Operation zu erleichtern

Grundlage der Basistherapie eines Herzinfarktes ist, das Gebiet der untergegangenen Herzmuskelzellen nicht zu vergrößert. Deshalb sollte der Herzmuskel, der sowieso schon unterversorgt ist, nicht weiter belastet werden. Das bedeutet, dass die betroffene Person nicht mehr gehen oder andere Anstrengungen tätigen sollte. Eine weitere Belastung des Herzens würde zu einem noch größeren Bereich des Herzmuskels führen, der vom Zelltod betroffen ist. Auch Angst und Stress führen zu einer stärkeren Belastung des Herzens. Deshalb soll die Person beruhig und betreut werden. Auch eine Flachlagerung des Oberkörpers würde dazu beitragen, dass das Herz mehr Blutvolumen fördern muss, das zum Herzen zurückfließt. Mit der Folge einer erhöhten Herzaktivität. Daher sollten betroffene Personen

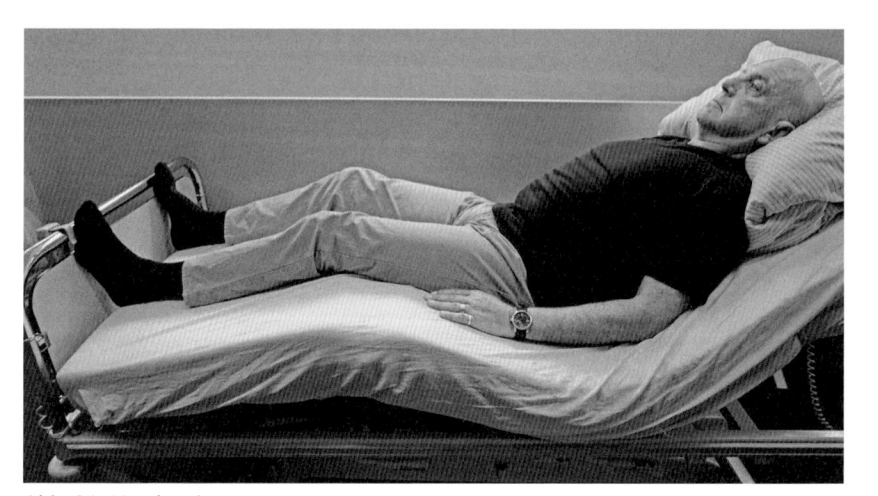

Abb. 21: Herzbettlagerung

mit normalem Blutdruck und Bewusstsein eine Oberkörperhochlagerung
bekommen (Herzbettlagerung) (▶ Abb. 21).

4.3.2 Lungenarterienembolie

Auch die Lungenarterienembolie kann eine lebensbedrohliche Erkrankung
sein. Sie entsteht durch einen Verschluss einer Lungenarterie durch einen
Embolus. Der Embolus, ein sogenannter wandernder Gefäßpropf, ent-
stammt häufig aus den Bein- oder Beckenvenen. Er entstand im Rahmen
einer tiefen Beinvenenthrombose (▶ Kap. 4.4.3). Selten kommt es nach Brü-
chen großer Röhrenknochen zu einer sogenannten Fettembolie. Aufgrund
des arteriellen Verschlusses kommt es zu einer Stauung des Blutstroms
vor dem Verschluss. Dieses führt zum einen zu einer Belastung des rechten Herzens und zum anderen zu einem verminderten Blutfluss zum linken
Herz. Die Folgen sind unter anderem ein Abfall des Blutdrucks im Körperkreislauf und eine verminderte Lungendurchblutung. Aufgrund dessen ist
der Gasaustausch in der Lunge verringert, sodass es zur Unterversorgung
des Körpers mit Sauerstoff kommt.

Sie gehen nach Ihrem BAK-Schema vor. Bei der Atmung wird es regelmäßig notwendig sein, hochdosiert Sauerstoff zu verabreichen, da die betroffenen Personen über akute Luftnot klagen können. Im Rahmen Ihrer Anamnese-erhebung und fokussierten Untersuchung können Sie folgende Symptome feststellen.

Symptome:
- Kreislaufkollaps und kurzzeitige Bewusstlosigkeit
- Luftnot
- deutlich erhöhte Atemfrequenz
- Zyanosen
- blasse und schweißige Haut
- (deutlich) verringerte Werte der Sauerstoffsättigung
- deutlich erhöhte Herzfrequenz
- Blutdruckabfall
- gestaute Halsvenen, als Zeichen einer Rechtsherzbelastung
- Brustschmerz (zum Teil atemabhängig)
- ggf. Zeichen einer Thrombose, als mögliche Ursache
- Bewusstseinsminderung
- Angst und Unruhe

Besonders muss auf Risikofaktoren für die Entstehung von Venenthrombo-sen geachtet werden, da diese eine Lungenarterienembolie auslösen. Zu den Risikofaktoren gehören beispielsweise Immobilität, etwa nach einer Opera-tion, Fehlernährung, Rauchen sowie Adipositas und viele mehr.

Auch bei der Lungenarterienembolie sei darauf hingewiesen, dass die Sym-ptome – je nach Größe des verschlossenen Gefäßes – sehr unterschiedlich und uneindeutig sind. Stellen Sie eine Problematik im BAK-Schema fest und liegt eine Gesundheitsgefahr vor, alarmieren Sie den Rettungsdienst und handeln Sie symptomorientiert.

Basismaßnahmen:
- Alarmierung des Rettungsdienstes
- Immobilisierung der Person – sie darf nicht mehr gehen und sollte kei-ner weiteren Belastung ausgesetzt werden

- Hochdosierte Sauerstoffgabe
- Oberkörperhochlagerung, wenn der Blutdruck normal ist und keine Bewusstlosigkeit vorliegt
- Oberkörperflachlagerung, bei Kreislaufinstabilität mit niedrigem Blutdruck
- Stabile Seitenlage, bei Bewusstlosigkeit
- Beruhigen und Angst nehmen
- Keine Nahrungsaufnahme mehr, um ggf. eine Narkose für spätere Operation zu erleichtern

4

4.3.3 Aortendissektion

Bei einer Aortendissektion zerreißt die innere Gefäßwand der Aorta. Die Folge ist, dass nun ein Blutfluss zwischen der inneren und mittleren Gefäßwand stattfindet. Dadurch kann sich der Bereich der gerissenen Innenwand weiter vergrößern und sich etwa bis zum Herzen zurück ausdehnen und es in seiner Funktion einschränken. Ebenfalls besteht die Gefahr, dass das Gefäß in Gänze zerreißt. Das würde in kürzester Zeit zum Tode führen. Kommt es durch die Dissektion zu Beeinträchtigungen der umliegenden Strukturen, indem beispielsweise deren Durchblutung eingeschränkt ist, so entstehen unterschiedlichste Symptome.

Symptome:
- Plötzliche Schmerzen:
  - Unerträglich, heftig, zerreißend
  - Ort der Schmerzen: vordere Brust, Nacken, Kiefer, unterhalb des Schlüsselbeins, Schulterblatt, Rücken, Bauch
- Übelkeit, Erbrechen
- Schweißausbrüche
- Kurzzeitige Bewusstlosigkeit
- Abfallender Blutdruck oder auch hoher Blutdruck
- Ggf. Blutdruckdifferenz der beiden Arme um mehr als 20 mmHg systolisch
- Bewusstseinsminderung
- Schlaganfallsymptome

Auch bei einer Aortendissektion sind die Symptome nicht eindeutig. Je nachdem, an welcher Stelle der Aorta es zum Einriss der Gefäßinnenwand kommt und welche umliegenden Strukturen dadurch in ihrer Funktion eingeschränkt werden, sind die Symptome unterschiedlich.

Basismaßnahmen:
- Alarmierung des Rettungsdienstes
- Keine Anstrengungen durch die betroffene Person
- Leichte Oberkörperhochlagerung
- Oberkörperflachlagerung, bei Kreislaufinstabilität mit niedrigem Blutdruck
- Stabile Seitenlage, bei Bewusstlosigkeit
- Beruhigen der betroffenen Person
- Keine Nahrungsaufnahme mehr, um ggf. eine Narkose für spätere Operation zu erleichtern

4.3.4   Übersicht Leitsymptom Brustschmerz

Viele Erkrankungen können das Leitsymptom Brustschmerz verursachen. Aus der Tabelle entnehmen Sie weitere Erkrankungen (▶ Tab. 9).

Tab. 9: Übersicht ausgewählter Erkrankungen mit dem Leitsymptom Brustschmerz

Mögliche Erkrankungen
• Herzinfarkt • Angina pectoris • Entzündung des Herzens • Lungenarterienembolie • Pneumothorax oder Spannungspneumothorax • Pneumonie • Herzrhythmusstörungen (Herzfrequenz meist über 150/Min.) • Aortendissektion • Perikardtamponade • Muskuloskelettaler Schmerz

Im Wesentlichen sollten Sie in der Lage sein, anhand von Symptomen zu erkennen, ob ein kritischer Gesundheitszustand vorliegen könnte. Das Leitsymptom Brustschmerz umfasst jedoch viele mögliche Erkrankungen. Orientieren Sie sich deshalb am BAK-Schema (▶ Kap. 3.1.2), um lebensbedrohliche Probleme immer früh zu erkennen und Sofortmaßnahmen einzuleiten.

Die Basismaßnahmen beschränken sich in der Regel auf die situationsgerechte Lagerung, psychische Betreuung, Sauerstoffgabe, den frühzeitigen Ruf des Rettungsdienstes und das Verhindern weiterer körperlicher Belastungen des Betroffenen.

4

| *Wichtig* | Worauf weisen Schmerzen im Brustkorb? |

Treten akut Beschwerden im Bereich des Brustkorbes auf, sollten Sie immer folgende lebensbedrohliche Erkrankungen beachten:
- Herzinfarkt
- Lungenembolie
- Aortendissektion

4.4 Leitsymptom Extremitätenschmerz

Auch Schmerzen einer Extremität kann ein Leitsymptom sein. Die Ursachen sind auch hier vielfältig. Werden Schmerzen an einer Extremität angegeben ist es notwendig, eine fokussierte Untersuchung durchzuführen. Ebenfalls ist eine Anamnese durchzuführen, um den Schmerz, die Entstehung und den Verlauf näher eingrenzen zu können. Führen Sie deshalb neben der Inspektion und Palpation des betroffenen Ortes auch eine SAMPLE-Anamnese (▶ Kap. 3.3.1) durch.

In den folgenden Abschnitten werden ausgewählte Erkrankungen näher betrachtet.

4.4.1 Blutungen

Im Rahmen der Inspektion stellen Sie eine blutende Wunde fest. Wichtig zu unterscheiden ist, ob es sich um eine lebensbedrohliche, starke Blutung handelt oder lediglich der Infektionsschutz im Vordergrund steht.

> **Wichtig** **Versorgen Sie starke Blutungen effizient!**
>
> Handelt es sich um eine starke, gegebenenfalls spritzende Blutung, hat eine sofortige Blutstillung die höchste medizinische Priorität. Ein manueller Druck mit einer Kompresse auf die Blutungsquelle kann zu einem schnellen Erfolg führen und sollte immer zuerst durchgeführt werden.

Die Wundversorgung im Notfall hat in der Regel zwei wichtige Funktionen. Zum einen die Blutstillung und zum anderen den Infektionsschutz. Dafür kann sowohl ein Wundschnellverband (Pflaster) als auch ein Druckverband notwendig sein. Wählen Sie deshalb die Maßnahme der Situation entsprechend aus.

Beachten Sie bei der Wundversorgung, dass der Blutfluss in den nicht betroffenen Gefäßen dadurch nicht behindert wird. Wird durch zu festes Verbinden beispielsweise der venöse Rückfluss bei guter arterieller Durchblutung gestört, so ist eine Verstärkung der Blutung die Folge.

Druckverband
Legen Sie einen Druckverband an, wenn eine sofortige Blutstillung notwendig ist. Dadurch wird Druck auf die verletzten Gefäße ausgeübt, der die Blutung zum Stoppen bringen soll. Für die Durchführung benötigen Sie eine Kompresse und zwei Verbandpäckchen.

Legen Sie die Kompresse auf die Wunde. Fixieren Sie diese durch das Umwickeln der Extremität mit einem Verbandpäckchen. Ist die Kompresse fixiert, dann legen Sie das zweite Verbandpäckchen (noch verpackt) oder auch eine verpackte Mullbinde auf die Stelle, an der die verbundene Wunde ist. Es soll

als Druckpolster dienen und einen punktuellen Druck auf die verletzten Gefäße ermöglichen. Umwickeln Sie nun auch das Druckpolster, welches auf die Wunde gepresst wird. Es wäre sinnvoll, wenn das Druckpolster aus einem nicht saugfähigen Material ist und seine Form behält. Deshalb sollte die Mullbinde weiterhin in der Plastikverpackung bleiben, sodass es sich nicht mit Blut vollsaugen kann. Nutzen Sie ein Verbandpäckchen. Dann versuchen Sie es so zu positionieren, dass die Plastikverpackung auf die Wundauflage drückt.

4

Sollte dieses Vorgehen keine ausreichende Wirkung zeigen, dann umwickeln Sie den angelegten Druckverband gegebenenfalls mit einem zweiten Druckpolster, erneut mit einem weiteren Verband.

Liegt eine stark blutende Verletzung am Hals vor, können Sie versuchen – wie in der Abbildung (▶ Abb. 22) dargestellt – auch dort einen Druckverband anzulegen. Wichtig ist, dass Sie den Arm auf der nicht verletzten Seite nach oben legen, sodass die betroffene Person nicht stranguliert wird. Legen Sie den Verband ohne hohen Druck an. Wird nun der Arm vom Hals nach außen bewegt, kann so ein dosierter Druck auf die Wunde ausgeübt und eine Strangulation verhindert werden.

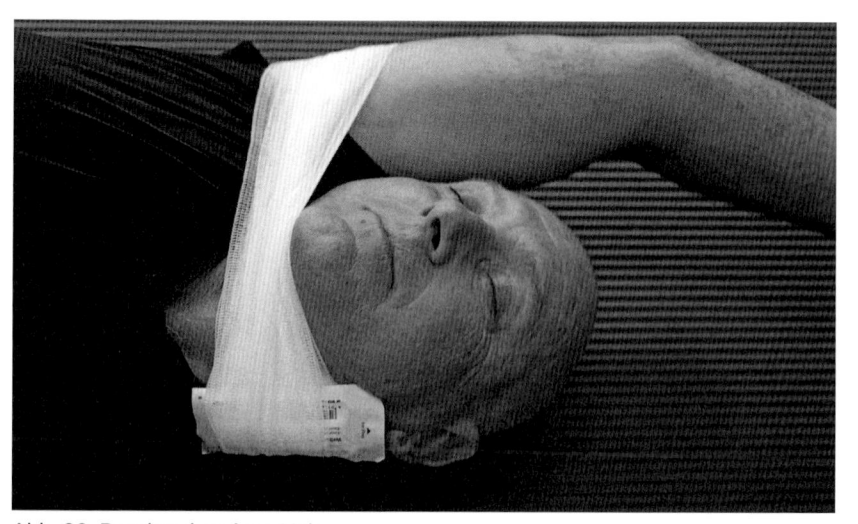

Abb. 22: Druckverband am Hals

Sollte ein Druckverband bei einer Wunde nicht möglich sein, etwa aufgrund der ungünstigen Lage, dann üben Sie einen kontinuierlichen Druck mittels Kompresse und Händen auf diese Stelle aus, bis der Rettungsdienst kommt.

4.4.2 Extremitätenfraktur

Nicht nur Weichteilverletzungen treten als Folge von Gewalteinwirkung auf den Köper auf, sondern auch Verletzungen von knöchernen Strukturen. Knochenbrüche zu erkennen ist nicht immer einfach, besonders wenn es sich um geschlossene Brüche handelt. Zum Erkennen einer Fraktur gibt es sogenannte sichere und unsichere Frakturzeichen. Dafür ist eine fokussierte Untersuchung notwendig.

Führen Sie immer eine Anamnese durch! Wichtig ist insbesondere der Unfallhergang, um weitere Verletzungen aufgrund des Unfallmechanismus abzuschätzen. Erfolgte beispielsweise eine Verletzung des Kopfes, so sollte immer an eine Verletzung der Halswirbelsäule gedacht werden. Außerdem kann die Ursache eines Sturzes auch eine schwerwiegende Ursache haben wie zum Beispiel einen Schlaganfall oder Herzinfarkt.

Symptome:
Sichere Frakturzeichen:
- Fehlstellung des Knochens (abnormaler anatomischer Verlauf)
- Stufenbildung
- Abnormale Beweglichkeit
- Sichtbare Knochenfragmente
- Knochenreiben hör- und fühlbar (Krepitation)

Unsichere Zeichen:
- Schwellungen
- Hämatome
- Schmerzen
- Eingeschränkte Funktionalität
- Rötung
- Wärme

- Ein verkürztes und nach außen rotiertes Bein kann bei entsprechenden Beschwerden ein Zeichen einer Oberschenkelhalsfraktur sein.

Basismaßnahmen:

- Nach Sturz: Immer eine Untersuchung von Kopf bis Fuß durchführen, um weitere Verletzungen zu finden
- Ursache klären
- Entfernen der Kleidung an der Bruchstelle
- Entfernung von Schmuck, vor allem Ringe, Armbänder, Uhren etc.
- Immobilisation der Frakturstelle:
  - Weitere Bewegung verursacht Schmerzen und vergrößert die Weichteilverletzung. Deshalb Ruhigstellen der Extremität
  - Nutzen Sie gegebenenfalls Hilfsmittel wie eine Schiene oder ein Dreieckstuch zur Stabilisierung. Es werden immer die zwei benachbarten Gelenke ruhiggestellt.
- Bei einer offenen Fraktur immer die Wunde steril abdecken
- Kühlen der Frakturstelle
- Wärmeerhalt
- Keine Nahrungsaufnahme mehr, um ggf. eine Narkose für spätere Operation zu erleichtern

4.4.3 Gefäßverschlüsse

Ursachen für Schmerzen in den Extremitäten können auch arterielle oder venöse Gefäßverschlüsse sein.

Akute Gefäßverschlüsse peripherer Arterien

Durch eine mechanische Behinderung, beispielsweise eine Thrombose oder eine Embolie, kann der Blutfluss gestört werden. Die Folge ist eine Minderdurchblutung des Gewebes, das durch den gestörten Blutfluss versorgt werden sollte. Später kommt es zum Gewebeuntergang, wenn nicht rechtzeitig eine Eröffnung des Verschlusses geschieht. Die Symptome sind Zeichen einer Minderdurchblutung.

Symptome:
- Schmerzen im betroffenen Bereich
- Blasse und kalte Haut
- Pulslosigkeit unterhalb des Verschlusses
- Empfindungsstörungen (Taubheit, Kribbeln)
- Bewegungseinschränkung

Basismaßnahmen:
- Betroffene Extremität tief lagern, um die Durchblutung zu verbessern
- Extremität abpolstern, um Druckstellen (Gewebeschädigungen) zu verhindern
- Ruhigstellen
- Oberkörperhochlagerung

Venöser Gefäßverschluss (Thrombose)

Venenthrombosen kommen oft in den tiefen Becken- und Beinvenen vor. Ebenfalls zeigen sie sich auch in den oberen Extremitäten. Durch den Verschluss kommt es zu einem Rückstau des venösen Blutes. Ursachen sind veränderte Blutströmung, Krampfadern und eine veränderte Blutgerinnung. Immobilität (Bettlägerigkeit, langes Sitzen), Infektionen und andere Faktoren erhöhen das Risiko einer Thrombose. Eine Hauptkomplikation ist die Entstehung einer Lungenarterienembolie.

Symptome:
- Geschwollene Extremität unterhalb des Verschlusses
- Druckschmerzhaftigkeit
- Gerötete und warme Haut

Basismaßnahmen:
- Ruhigstellung der Extremität
- Leicht erhöhte Lagerung der betroffenen Extremität, um den Abfluss des Blutes zu erleichtern
- Unterpolsterung der Extremität
- Keine aktive Bewegung mehr, da die Gefahr einer Lungenarterienembolie besteht

4.4.4   Verbrennung und Verbrühung

Bei Verbrennungen und Verbrühungen kommt es zu einer Wärmeeinwirkung auf der Haut und den darunter liegenden Schichten. Daraus resultieren Schädigungen der Gewebsstrukturen. Das Ausmaß der jeweiligen Schädigung ist von der Temperatur, Einwirkungsdauer und Körperregion abhängig. Zu beachten ist, dass dies bei stärkeren Schweregraden auch Auswirkungen auf den ganzen Organismus hat.

Es ist wichtig, das auslösende Ereignis zu erfragen, da die Ursache auch eine Gefahr für den Helfenden darstellen kann. Ursachen für Verbrennungen oder Verbrühungen sind beispielsweise: heißes Wasser oder Wasserdampf, Verätzungen, Kontakt mir heißen Gegenständen oder auch Flammen. Eine solche Notfallsituation macht ebenfalls eine Anamneseerhebung und fokussierte Untersuchung notwendig.

Symptome:
- Hautrötung und Schmerzen
- Blasenbildung
- Geplatzte Bläschen
- Weiße Verbrennungswunde
- Verkohlung

Die Symptome variieren je nach Schweregrad. Sind tiefer gelengende Gewebsstrukturen und somit die Schmerzrezeptoren beschädigt, ist an dieser Stelle kein Schmerzempfinden mehr möglich – der Betroffene äußert hier keine großen Schmerzen. Jedoch liegen bei den meisten Betroffenen höhergradiger Verletzungen mehrere Verbrennungsgrade gleichzeitig vor. Beispielsweise sind die Randbereiche des betroffenen Gebiets mit Grad 1 und 2 verbrannt, der Hauptbereich weist dagegen eine Verbrennung dritten Grades auf.

Maßnahmen:
- Beseitigen der Hitzequellen
- Beseitigen der Kleidung an dem betroffenen Bereich

- Kleinflächige Wunden frühzeitig mit normaltemperierten Wasser (20 °C) kühlen:
  - Verringern die Verbrennungstiefe
  - Schmerzlinderung
  - Nicht bei großflächigen Verbrennungen durchführen! Es droht die Gefahr der Unterkühlung, was eine schwerwiegende Komplikation darstellt.
- Sauerstoffgabe
- Trockenes und steriles Abdecken der Wunde (nach Möglichkeit spezielle metallbeschichtete Verbandmaterialien)
- Wärmeerhalt sicherstellen, um Unterkühlung zu verhindern
- Lagerung nach Zustand oder Wunsch der betroffenen Person

4.5 Leitsymptom Luftnot

Im Rahmen des Leitsymptoms Luftnot steht die Beurteilung der Atemwege und der Atmung im Vordergrund. Schon während des Erhebens des BAK-Schemas (▶ Kap. 3.1.2) können Sie erkennen, ob die Hauptproblematik im Bereich der Atemwege oder Atmung liegt. Achten Sie auf die Atemarbeit des Betroffenen, auf Atemgeräusche, die Sie schon aus der Entfernung hören können, auf die Sitzhaltung der betroffenen Person und Zyanosen. Ferner sollten Sie kontrollieren, ob der Person das Sprechen noch möglich ist oder lediglich wenige Worte gesagt werden können, bevor Luft geholt werden muss.

Es wird notwendig sein, den Brustkorb für die Inspektion zu entkleiden, um Einziehungen oder Verletzungen zu erkennen. Auch die Auskultation – das Abhören – ist für geübte Anwender ein sehr hilfreiches diagnostisches Hilfsmittel. Ebenfalls sollte neben dem Auszählen der Atemfrequenz, die Körpertemperatur und Sauerstoffsättigung gemessen werden. Das Erheben einer Anamnese (SAMPLE-Schema) (▶ Kap. 3.3.1) ist besonders wichtig.

4.5.1 Chronische obstruktive Lungenerkrankung (COPD)

Bei der chronischen obstruktiven Lungenerkrankung (COPD) handelt es sich um eine chronische Entzündungsreaktion, deren Folge eine Verengung des Bronchialtrakts und eine Schädigung der Lunge durch Lungenemphyseme sind. All das schränkt die Lungenfunktion erheblich ein. Die Hauptursache ist das Rauchen. Akute Notfälle entstehen meist in Verbindung mit einem Infekt im Bereich der Bronchien oder der Lunge. Dieser bringt das vorgeschädigte Lungengewebe an die Grenze der Funktionsfähigkeit, sodass akute Lebensgefahr entstehen kann (sogenannte Infekt exazerbierte COPD).

Symptome:
- Luftnot (bei Belastung oder sogar in Ruhe)
- Einsatz der Atemhilfsmuskulatur
- Husten (auch mit gelb-grünen Auswurf bei Infekt)
- Verlängerte Ausatemphase (auskultatorisch: Giemen oder Brummen)
- Deutlich erhöhte Atemfrequenz
- Zyanose
- Bewusstseinsminderung
- Angst und Unruhe
- Erhöhte Herzfrequenz
- Starker Abfall der Sauerstoffsättigung < 90 %

Basismaßnahmen:
- Bei akuter Verschlechterung: Alarmierung des Rettungsdienstes
- Keine Belastung mehr
- Sauerstoffgabe mit dem Ziel: Sauerstoffsättigung 88-92 %
- Anleiten einer »Lippenbremse« (die Person soll gegen geschlossene, gespitzte Lippen ausatmen, wie beim Auspusten einer Kerze)
- Gabe des verordneten Notfallmedikaments: Wirkstoffe z. B. Salbutamol und Ipratropiumbromid
- Oberkörperhochlagerung zur Unterstützung der Atmung
- Beruhigung

4.5.2 Fremdkörperverlegung der Atemwege

Die Atemwegsverlegung durch einen Fremdkörper mit der Folge des Erstickens stellt einen akuten und lebensbedrohlichen Notfall dar. Oftmals geschieht dieser Vorfall beim Essen oder Trinken in Anwesenheit von anderen Personen. Besonders betroffen sind Personen mit Schluck- und Hustenreflexstörungen oder verändertem Bewusstsein. Es können zwei Arten der Fremdkörperverlegung vorliegen. Die Atemwege können direkt verlegt sein oder ein Fremdkörper in der Speiseröhre engt die Luftröhre ein. Wichtig bei einer Fremdköperverlegung ist das Erkennen des akuten Geschehens. Fragen Sie – wenn möglich – die betroffene Person, ob sie eine Verlegung der Atemwege hat. Achten Sie auf das Umfeld. Liegt ein Bonbonpapier neben dem Bett der betroffenen Person oder ein angebissenes Brot? Wie zeigen sich das Umfeld und das Geschehen? Greift sich die betroffene Person an den Hals? Führen Sie gegebenenfalls eine Fremdanamnese zum Ereignis durch.

Symptome:
Milde Verlegung:
- lautes Husten
- einatmen vor dem Husten möglich
- verbale Antwort möglich
- keine Bewusstseinsminderung
- leichte Atemnot

Schwere Verlegung:
- schwere Atemnot
- pfeifendes Atemgeräusch
- Zyanose
- Atemstillstand
- Bewusstseinsminderung bis Bewusstlosigkeit
- leises, ineffektives Husten
- kann nicht mehr sprechen
- Einziehungen am Hals, Schlüsselbein, Brustkorb

Basismaßnahmen:

Milde Verlegung:

- Ermutigen weiter zu Husten
- Beobachten (Verschlechtert sich der Zustand? Wird der Fremdkörper ausgespuckt?)
- Betreuung

Schwere Verlegung

- Ohne Bewusstlosigkeit:
  - Alarmierung des Rettungsdienstes (durch eine zweite Person)
  - 5 Rückenschläge zwischen die Schulterblätter
  - 5 Oberbauchkompressionen (Heimlich-Handgriff)
  - Rückenschläge und Heimlich-Handgriff im Wechsel
- Mit Bewusstlosigkeit:
  - Alarmierung des Rettungsdienstes (durch eine zweite Person)
  - Wiederbelebung einleiten
  - Während der Wiederbelebung ggf. versuchen den Fremdkörper mit Hilfsmitteln zu entfernen. Die Brustkorbkompressionen können dazu beitragen, dass der Fremdköper sich löst.

4

> **Definition**   **Was sind Rückenschläge?**

Stellen Sie sich neben die betroffene Person. Beugen Sie diese mit dem Oberkörper nach vorne. Führen Sie mit Ihrem Handballen zwischen den Schulterblättern 5 kräftige Schläge durch.

Was ist der Heimlich Handgriff?
Stellen Sie sich hinter die betroffene Person und umschlingen Sie ihren Bauch mit beiden Armen von hinten. Beugen Sie ihren Oberkörper nach vorne. Legen Sie den Daumen einer Ihrer Hände direkt unterhalb des Brustbeins auf. Nehmen Sie einen weiteren Finger derselben Hand und legen ihn auf Höhe des Bauchnabels. So formen Sie den Buchstaben C. Nun nehmen Sie Ihre zweite Hand und ballen diese zu einer Faust. Diese Faust legen Sie zwischen die beiden Fingen – quasi in das C (▸ Abb. 23). Greifen Sie nun mit der anderen Hand Ihre Faust und ziehen diese kräftig nach innen und oben. Wiederholen Sie diese Maßnahme bis zu 5 Mal und führen Sie dann wieder Rückenschläge durch.

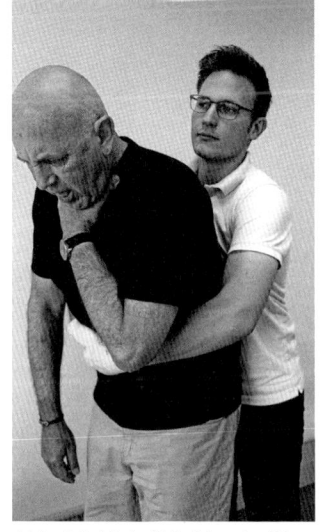

Abb. 23: Heimlich-Handgriff

Nachsorge:
Ist der Fremdkörper erfolgreich entfernt, können sich dennoch Reste im Bereich der oberen oder unter unteren Atemwege befinden und später Komplikationen verursachen. Gibt die betroffene Person weiterhin Husten oder Schluckbeschwerden sowie ein Fremdkörpergefühl an, dann lassen Sie das in jedem Fall durch einen Arzt abklären.

Kam es zur Anwendung von Oberbauch- oder Thoraxkompressionen, zum Beispiel im Rahmen der schweren Atemwegsverlegung, dann muss aufgrund der Verletzungsgefahr von Organen und Gefäßen eine Kontrolle bei einem Arzt erfolgen.

4.5.3   Kardiales Lungenödem

Das akute kardiale Lungenödem entsteht aufgrund einer Linksherzinsuffizienz. Durch die dekompensierte Insuffizienz des linken Herzens kommt es zu einem Rückstau in die Lungenvenen und weiterührend in die Lungenarterien bis zum rechten Herz. Dadurch steigt der Druck in den Lungengefäßen an. Durch den Druckanstieg kommt es zum Übertritt von Flüssigkeit aus dem Gefäßraum in den Zwischenzellraum in das Lungengewebe und die Alveolen. Durch diese Flüssigkeitsansammlung ist der Gasaustausch gestört – die Betroffenen bekommen nicht genug Sauerstoff. Im Rahmen des BAK-Schemas (▶ Kap. 3.1.2) können Sie bei einem akuten Lungenödem in allen Bereichen akute Probleme feststellen.

Symptome:
- Leichte bis schwere Luftnot
- Abfall der Sauerstoffsättigung
- Erhöhte Atemfrequenz
- Zyanose
- Erhöhter oder niedriger Blutdruck
- Brodelndes Atemgeräusch (teilweise ohne Stethoskop zu hören)
- Angst und Unruhe
- Bewusstseinsminderung
- Husten
- Rosiger Schaum am Mund

Basismaßnahmen:
- Arzt verständigen (Verdachtsdiagnose: beginnendes Lungenödem)
- Rettungsdienst alarmieren (ausgeprägte Symptome)
- Hochdosierte Sauerstoffgabe
- Gegebenenfalls Absaugen des Schaumes
- Anstrengung vermeiden
- Oberkörperhochlagerung, wenn der Blutdruck normal ist und keine Bewusstlosigkeit vorliegt
- Stabile Seitenlage, bei Kreislaufinstabilität mit niedrigem Blutdruck oder bei Bewusstlosigkeit
- Beruhigung

4.6   Leitsymptom Neurologisches Defizit

Das Leitsymptom Neurologisches Defizit ist im Wesentlichen dadurch gekennzeichnet, dass im Vordergrund eine Veränderung des Bewusstseins steht. Jedoch habe viele akute und lebensbedrohlich Erkrankte im Verlauf eine Bewusstseinsminderung. Diese kann zum Beispiel aufgrund eines Sauerstoffmangels und einer Minderdurchblutung hervorgerufen werden.

Ein neurologisches Defizit kann sich beispielsweise mit den Symptomen Verwirrtheit, Aggressivität, Benommenheit bis hin zum Koma präsentieren. Lassen Sie Ihren Blick über die Situation schweifen. Sehen Sie leere Medikamentenschachteln neben der Person? Stehen leere oder angebrochene Alkoholflaschen im Zimmer? Ist die Person aggressiv und Ihre Sicherheit gefährdet?

Das Durchführen einer Untersuchung von Kopf bis Fuß ist in diesem Fall wichtig, da die meisten Betroffenen keine aussagekräftigen verbalen Auskünfte geben können. Ebenso sollte eine Erhebung einer Fremdanamnese, das Messen des Blutzuckers und der Körpertemperatur erfolgen. Des Weiteren sollten Sie nach Möglichkeit und Zustand der Person einen FAST-Test durchführen sowie die Pupillen kontrollieren.

Schwerpunkt der Basismaßnahmen sind das Offenhalten der Atemwege und das frühzeitige Erkennen einer Lebensgefahr, um rechtzeitig den Rettungsdienst zu rufen, sowie eine kontinuierliche Überwachung der Körperfunktion.

> **Wichtig**   **Atmung okay: Wählen sie die stabile Seitenlage!**
>
> Jede bewusstlose Person mit ausreichender Atmung soll in die stabile Seitenlage gebracht werden. Wenn möglich, stellen Sie immer eine Absaugbereitschaft her.

4.6.1 Blutzuckerentgleisung

Bei einer Blutzuckerentgleisung kann sowohl ein zu hoher als auch ein zu geringer Wert vorliegen. Beides hat ein neurologisches Defizit zur Folge.

Unterzuckerung

Eine Unterzuckerung (Hypoglykämie) liegt bei Werten von unter 50 mg/dl (das entspricht 2,8 mmol/l) vor. Jedoch ist es sehr unterschiedlich, ab welchen konkreten Werten erste Symptome auftreten. Dieses kann durchaus schon bei höheren Werten der Fall sein. Ursachen für eine Unterzuckerung können beispielsweise eine verminderte Nahrungsaufnahme, eine Überdosierung von oralen Antidiabetika oder Insulin sowie Alkoholmissbrauch sein. Die geringe Glukosekonzentration führt zu einer unzureichenden Versorgung der Zellen mit Energie.

Symptome:
- Nervosität und Aggressivität
- Heißhunger
- Schwitzen und Zittern
- Bewusstseinsminderung und Bewusstlosigkeit
- Krampanfall
- erhöhte Herzfrequenz
- Symptome eines Schlaganfalls
- Blutzuckerwerte < 50 mg/dl (2,8 mmol/l)

Basismaßnahmen:
- Bei Bewusstseinsstörungen den Rettungsdienst alarmieren
- stabile Seitenlage bei Bewusstseinsminderung oder Bewusstlosigkeit
- orale Glukosegabe (nur bei wachen Personen mit Schluckreflexen!)
- ggf. Anwendung eines Glukagon-Pens (intramuskulär), siehe regionale Vorgaben oder Bedarfsmedikation
- Sauerstoffgabe
- Untersuchung von Kopf bis Fuß, beachten Sie dabei ein mögliches Sturzgeschehen beachten
- bei erfolgreichen Maßnahmen: Abklärung durch einen Arzt und engmaschige Blutzuckerkontrolle.

Überzuckerung

Liegt eine Überzuckerung, auch Hyperglykämie genannt, (Notfall bei Blutzuckerwerte von 250 mg/dl oder mehr) vor, steht im Blut ausreichend Glukose zur Verfügung. Jedoch besteht das Problem, dass die vorhandene Glukose nicht ausreichend in die Körperzellen gelangt, da gleichzeitig ein Insulinmangel besteht. Das Insulin ist für die Aufnahme der Glukose in die Zellen nötig. Die hohen Zuckerbestandteile im Blut werden daher, ab einem Blutzuckerwert von 200 mg/dl, über die Niere und den Urin ausgeschieden.

Außerdem kommt es bei einem absoluten Insulinmangel, der ja dazu führt, dass nicht ausreichend Zucker in der Zelle zur Verfügung steht, zur Nutzung anderer Energiequellen, so werden etwa Fettdepots »geplündert«. Der Abbau von Fetten führt jedoch zu vielen Stoffwechselprodukten, die den ph-Wert des Blutes absinken lassen. Diese zwei Mechanismen, die hohe Ausscheidung von Urin und die sauren Stoffwechselprodukte, führen zu den typischen Komplikationen im Rahmen der Hyperglykämie.

Symptome:
- Glukosekonzentration über 350 mg/dl (19,4 mmol/l) bis zu Werter weit über 600 mg/dl
- Übelkeit und Erbrechen
- Erschöpfung und Schwäche
- Bewusstseinsminderung
- erhöhte Urinausscheidung
- Zeichen einer Dehydrierung (stehende Hautfalten, ausgetrocknete Schleimhäute, Verwirrtheit etc.)
- Hypotonie
- Tachykardie
- Tachypnoe
- Krampfanfälle

Basismaßnahmen:
- Bei Bewusstseinsstörungen den Rettungsdienst alarmieren.
- stabile Seitenlage bei Bewusstseinsminderung oder Bewusstlosigkeit
- Sauerstoffgabe

- Wenn keine Bewusstseinstrübung vorliegt: Ausreichend orale Flüssigkeitsgabe durchführen.
- keine unkontrollierte Insulinhabe, ärztliche Abklärung notwendig

4.6.2 Fieber

4

Bei einer erhöhten Körpertemperatur von mehr als 38,5 °C wird in der Regel von Fieber gesprochen. Fieber ist ein Ausdruck einer Körperreaktion auf eine Erkrankung. Dazu zählen beispielsweise virale oder bakterielle Infektionen.

Liegt bei einem Betroffenen Fieber vor, so sollte ebenfalls nach der Ursache des Fiebers geschaut werden. Ursachen sind zum Beispiel die Abwehr von Krankheitserregern, Wundheilungsprozesse, Intoxikationen und allergische Reaktionen.

Symptome:
- trockene und heiße Haut
- schweißige Haut
- Dehydratation
- Tachykardie
- Tachypnoe
- Bewusstseinsstörungen
- Krampfanfälle
- Schüttelfrost
- Schwächegefühl
- erhöhte Körpertemperatur:
    subfebrile Temperatur: 37,5 °C–38,5 °C
    mäßiges Fiber: 38,6 °C–39 °C
    hohes Fieber: 39,1 °C–39,9 °C
    sehr hohes Fieber: 40,0 °C–42,0 °C

Basismaßnahmen:
- ärztliche Abklärung
- Bei Bewusstseinsstörungen den Rettungsdienst alarmieren

- stabile Seitenlage bei Bewusstseinsminderung oder Bewusstlosigkeit
- Decken etc. entfernen, um die Wärmeabgabe zu fördern.
- Gegebenenfalls Wadenwickel oder fiebersenkende medikamentöse Therapie nach Rücksprache mit dem behandelnden Arzt durchführen.
- Wenn keine Bewusstseinstrübung vorliegt: Ausreichend orale Flüssigkeitsgabe durchführen.

4.6.3 Krampfanfall

Ein Krampfanfall ist in erster Linie ein Symptom. Die Ursachen sind mannigfaltig. Dazu zählen beispielsweise hohes Fieber, Sauerstoffmangel aufgrund von Atemstörungen, Alkoholentzugskrämpfe, Hirntumore und -entzündungen, Epilepsie, Hypoglykämie sowie das Eintreten eines Kreislaufstillstands.

Somit ist ein Krampfanfall die Reaktion des Gehirns auf innere oder äußere Reize. Daraus folgen plötzliche Entladungen von Nervenzellen, die zu einer temporären Funktionsstörung des Gehirns führen. Je nachdem, wie lange Krampfanfälle dauern, sind sie durchaus lebensbedrohlich. Außerdem können Begleitverletzungen auftreten, wenn beispielsweise ein Krampfanfall während des Treppenlaufens auftritt und die betroffene Person dabei stürzt.

Symptome:
- plötzlicher Bewusstseinsverlust
- plötzlich auftretende abnormale, gleichbleibende Bewegungen (Zucken, Strecken oder Beugen der Arme und Beine, des Rumpfes und Kopfs)
- Abgang von Urin und Kot
- Zungenbiss
- Abwesenheit (starrer Blick, Verhaltensveränderung)
- Stöhnen
- Zyanose
- Verdrehen der Augen nach oben
- Nach dem Krampf: Erinnerungslücken, Bewusstlosigkeit (sogenannte Nachschlafphase)

Basismaßnahmen:

- erstmaliges Krampfgeschehen: Alarmierung des Rettungsdienstes
- anhaltender Krampfanfall länger als 5 Minuten oder wiederkehrende Krampfanfälle ohne Wiedererlangen des Bewusstseins: Alarmierung des Rettungsdienstes
- Krampfanfall bei bekanntem Krampfleiden, ohne Komplikationen, oder dem Vorliegen eben genannter Kriterien: ärztliche Abklärung
- Suche nach Ursachen: Unterzuckerung, Fieber, Atemstörung, Intoxikation etc.
- während der Krampfens:
  - Schützen der Person vor Verletzungen (Entfernen von Gegenständen in der Umgebung, flach und ggf. weich lagern)
  - nicht festhalten
  - Schützen vor einem Sturz, zum Beispiel aus dem Bett
  - wenn nötig: Absaugen von Flüssigkeit aus dem Mundraum
  - Sauerstoffgabe
  - ggf. Durchbrechen des Krampfes mit Medikamenten, nach ärztlicher Anordnung. Wirkstoffe z. B.: Diazepam, Midazolam
- nach dem Krampf:
  - nach Zustandsveränderung: erneute Kontrolle des Gesundheitsstatus nach BAK-Schema
  - bei Bewusstlosigkeit und ausreichender Atmung: stabile Seitenlage
  - bei Bewusstlosigkeit und abnormaler Atmung: Wiederbelebungsmaßnahmen

4.6.4 Schlaganfall

Bei einem Schlaganfall liegt eine Durchblutungsstörung des Gehirns vor. Diese resultiert zu ca. 80 % aus thrombotischen oder embolischen Verschlüssen von Gefäßen und zu ca. 20 % aus Blutungen im Schädel. Das Ziel ist, einen Schlaganfall schnellstmöglich zu erkennen und einen zügigen Transport in ein geeignetes Krankenhaus zu organisieren. Dort wird versucht den betroffenen Bereich wieder zu durchbluten. Dadurch sollen die betroffenen Hirnzellen gerettet werden, die noch nicht unwiderruflich zerstört sind.

> **Wichtig** > **Erkennen Sie einen Schlaganfall!**
>
> Bei jedem Verdacht auf einen Schlaganfall sollte immer der FAST-Test durchgeführt werden (▶ Kap. 3.3.3). Beachten Sie, dass beispielsweise eine Intoxikation oder auch Hypoglykämie ebenfalls ähnliche Symptome zeigen können! Bestimmen Sie deshalb auch den Blutzuckerwert.

Symptome:
- plötzlich auftretende Lähmungen, Schwächen oder Sensibilitätsausfälle
- Bewusstseinseinschränkungen bis zur Bewusstlosigkeit
- Schluckstörungen
- Sprach- und Sprechstörungen
- Sehstörungen
- Übelkeit und Erbrechen
- Kopfschmerzen
- Unfähigkeit, aufgetragene Handlungen durchzuführen
- Unfähigkeit, Gegenstände zu benennen
- Pupillendifferenz
- Krampfanfälle

Basismaßnahmen:
- Bei dem Verdacht auf einen Schlaganfall: Alarmierung des Rettungsdienstes.
- Bewusstlosigkeit mit ausreichender Atmung und/oder Schluckbeschwerden: stabile Seitenlage.
- Keine Bewusstlosigkeit und einen systolischen Blutdruck **größer** 120 mmHg: Oberköperhochlagerung 30°.
- Keine Bewusstlosigkeit und einen systolischen Blutdruck **unter** 120 mmHg: Flachlagerung.
- angepasste Sauerstoffgabe
- Notieren Sie den Zeitpunkt, an dem der Symptome begonnen haben.

Ziel der Basismaßnahmen ist es, die Durchblutungen des Gehirns zu optimieren. Dementsprechend wichtig ist eine korrekte Lagerung. Ebenso

wichtig ist, dass keine Zeit verloren geht und ein schneller Transport mit dem Rettungsdienst organisiert wird. Beachten Sie, dass ein Schlaganfall immer eine Gefahr für die Atmung/Atemwege darstellen kann.

4.6.5 Intoxikation

4

Eine Intoxikation bezeichnet eine Vergiftung. Diese entsteht dadurch, dass eine Substanz in einer den Körper schädigenden Menge aufgenommen wurde. Prinzipiell kann eine Person mit nahezu allem vergiftet werden. Es kommt dabei im Wesentlichen auf die Menge der jeweiligen Substanz an, die aufgenommen wurde. Man spricht dann von der kritischen Menge, die benötigt wird, um dem Körper zu schaden. Das Vorliegen einer Intoxikation kann viele Gründe haben. Dazu zählen beispielsweise eine unbeabsichtigte Einnahme von Giftstoffen, eine Fehldosierung oder Verwechslung von Medikamenten oder das bewusste Schädigen des Körpers aufgrund suizidaler Absichten. Dementsprechend schwer ist es, eine Intoxikation zu erkennen.

Der Ort der Vergiftung kann ein ganz anderer sein, als der, an dem die Person gefunden wurde. Denn es können größere Zeitspannen zwischen dem Kontakt und dem Beginn der ersten Symptome bestehen. Dadurch ist nicht immer klar ersichtlich, dass überhaupt eine Vergiftung vorliegt beziehungsweise wodurch sie ausgelöst wurde.

> **Wichtig**   **Verdacht auf Gift: Beachten Sie den Eigenschutz!**
>
> Denken Sie immer daran, dass die Ursache einer Vergiftung auch eine Gefahr für die Ersthelfer darstellen kann. Nicht immer sind Gifte sichtbar. Sie können jedoch über die Schleimhäute, Atemwege, den Magen und Darm sowie über die Haut aufgenommen werden. Beachten Sie deshalb im besonderen Maße den Eigenschutz!

Symptome:
Je nachdem, welche Substanz die Körperfunktionen beeinträchtigt, zeigen sich unterschiedliche Symptome. Diese sind so vielfältig wie auch die Gifte. Die Symptome können in unterschiedlichen Syndromen zusammengefasst werden. Einfachheitshalber werden hier lediglich unterschiedliche Symptome dargestellt. Denken Sie bei jeder plötzlichen Bewusstseinsstörung an eine mögliche Vergiftung!

Bewusstsein:
- Pupillenweitstellung (Mydriasis)
- Engstellung der Pupillen (Miosis)
- Krampfanfälle
- Bewusstseinsstörungen bis zum Koma
- Unruhe

Atemwege:
- Erbrechen und Übelkeit

Atmung:
- Atemstörung bis Atemstillstand

Kreislauf:
- warme/heiße Haut
- Tachykardie
- Bradykardie
- Hypertonie
- Hypotonie
- Schwitzen
- Durchfall

Basismaßnahmen:
- Beachten Sie unbedingt Ihren Eigenschutz!
- Klären Sie die genaue Zahl der Betroffenen.
- Alarmieren Sie den Rettungsdienst.
- Beseitigen Sie nach Möglichkeit die Ursache der Vergiftung (Lüften des Raumes, Entfernen des Giftstoffes, wenn möglich).

- Wenn ohne Gefahr möglich: Stellen Sie das Gift sicher und übergeben Sie es an den Rettungsdienst.
- bei Bewusstlosigkeit mit ausreichender Atmung: stabile Seitenlage
- bei Bewusstlosigkeit mit abnormaler Atmung: Wiederbelebungsmaßnahmen durchführen
- bei Atemnot, oder niedriger Atemfrequenz: hochdosierte Sauerstoffgabe

4

4.7 Leitsymptom Schock

Ein Schock stellt einen lebensbedrohlichen Zustand dar, bei dem es aufgrund von nicht ausreichenden Kreislaufverhältnissen zu einer Minderdurchblutung von Zellen kommt. Diese sind dann durch den Sauerstoffmangel in ihrer Funktion gestört und können beschädigt werden. Die gestörte Kreislaufsituation mit der Minderdurchblutung der Organe hat zur Folge, dass die Sauerstoffaufnahme in der Lunge oder der Transport des Sauerstoffs im Blut zu den Körperzellen versagt. Ab dem höchsten Stadium des Schocks ist der Zustand irreversibel, d. h. nicht umkehrbar. Deshalb gilt es einen Schockzustand frühzeitig zu erkennen. Achten Sie auf die beschriebenen Symptome in den folgenden Unterkapiteln.

Eine Ursache für einen Schock ist der Blutverlust, beispielsweise durch eine arterielle Verletzung infolge eines Unfalls sowie etwa durch eine Magen-/Darmblutung. Außerdem kann ein Flüssigkeitsverlust zum Schock führen, etwa durch eine erhöhte Ausscheidung von Flüssigkeit ohne dementsprechenden Ausgleich. Das könnte beispielsweise aufgrund eines Magen-Darm-Infekts oder bei einer Hyperglykämie passieren.

Neben dem absoluten Volumenmangel, bei dem Flüssigkeit den Körper verlässt, kann es auch aus anderen Gründen zu einem Schock kommen. Dazu zählt das Versagen des Herzens aufgrund eines Pumpversagens wie beispielsweise bei einem Herzinfarkt, einer Kardiomyopathie oder Arrhythmie. Außerdem kann durch Gefäßweitstellungen infolge einer Infektion sowie bei einer ausgeprägten allergischen Reaktion das im Gefäßsystem vorhandene Blut nicht mehr ausreichend zum Herzen zurück gefördert werden. Somit »versackt« es im Gefäßsystem. Ferner kann es dazu kommen, dass

Flüssigkeit aus dem Gefäßsystem in den Zwischenzellraum übertritt und das Volumen in den Arterien und Venen entsprechend abnimmt. Bei dieser Art Schock wird von einer Verteilungsstörung gesprochen. Weitere Arten des Schocks wären zum Beispiel Folgen einer Blockierung eines großen Gefäßes wie bei einer Lungenarterienembolie oder durch die Blockierung des Herzens durch eine Perikardtamponade.

> **Wichtig**   **Bedenken Sie: Schock = Lebensbedrohung!**
>
> Bei einem Schock handelt es sich um einen lebensbedrohlichen Zustand des Kreislaufversagens, bei dem es zu einer irreversiblen Schädigung von Organen und Zellen kommen kann.
>   Achten Sie auf typische Symptome, um einen Schockzustand frühzeitig zu erkennen!

4.7.1 Dehydratation

Eine Dehydratation bezeichnet einen Zustand, bei dem der Flüssigkeitshaushalt gestört ist. Im Fall der Dehydratation liegt ein verminderter Wassergehalt im Körper vor. Eine Folge dessen kann eine Exsikkose sein, also eine »Austrocknung« des Körpers. Diese entsteht aufgrund eines Missverhältnisses zwischen vorhandener und benötigter Körperflüssigkeit. Außerdem kann eine Elektrolytstörung resultieren. Ebenfalls kommt es im Verlauf einer Dehydratation zu einem Volumenmangelschock.

Ursachen sind beispielsweise Flüssigkeitsverlust aufgrund dauerhaften und übermäßigen Erbrechens sowie Durchfalls, Schwitzen und vermehrtes Wasserlassen (Polyurie), oft kombiniert mit verminderter Flüssigkeitsaufnahme.

Symptome:
- Desorientierung und Verwirrtheit
- Bewusstseinstrübung bis Bewusstlosigkeit
- Tachykardie

- erhöhte Atemfrequenz
- Hypotonie
- Blässe
- Gewichtsverlust
- jetzt geringere Harnausscheidung
- trockene Schleimhäute
- stehende Hautfalten
- Schwindel

4

Basismaßnahmen:
- bei Bewusstseinsminderung: Alarmierung des Rettungsdienstes
- keine Lebensgefahr: ärztliche Abklärung
- bei Bewusstlosigkeit mit ausreichender Atmung: stabile Seitenlage
- bei Hypotonie ohne Bewusstlosigkeit: Flachlagerung
- Ausreichende orale Flüssigkeitszufuhr, wenn keine Bewusstseinsstörung vorliegt.
- Sauerstoffgabe
- Bei Hitze: Kleidung entfernen, ggf. Zimmer lüften. Beachten Sie, dass keine Unterkühlung entsteht!

4.7.2 Anaphylaktische Reaktion

Die allergische Reaktion, mit anaphylaktischem Schock, ist eine Überempfindlichkeitsreaktion des Körpers in Folge eines Kontakts mit einer allergieauslösenden Fremdsubstanz wie beispielsweise Medikamenten, Nahrungsmitteln etc. Durch das Allergen wird eine überschießende Körperreaktion ausgelöst. Diese ist ursächlich für die auftretenden Beschwerden.

Unter anderem kommt es zu einer Gefäßweitstellung, zur Erhöhung der Zellmembrandurchlässigkeit (Ödembildung), Verengung des Bronchialtrakts, übermäßigen Schleimabsonderungen sowie zu Entzündungen und Hautreaktionen. Die Folge ist ein relativer Volumenmangelschock, aufgrund einer Verteilungsstörung.

Die Anaphylaxie lässt sich in vier Schweregrade einteilen. Häufige Gründe für eine anaphylaktische Reaktion sind beispielsweise Nahrungsmittel wie Eier, Milch, Meeresfrüchte und Erdnüsse. Außerdem zählen auch Wespen- und Bienenstiche sowie Medikamente dazu.

Symptome:
Grad 1:
- Hautrötungen, Juckreiz, Quaddelbildung, plötzlich auftretende Ödeme

Grad 2 (zusätzlich zu den Symptomen aus Grad 1):
- Übelkeit und Bauchkrämpfe
- Atemnot, Heiserkeit, Nasenlaufen
- Tachykardie, Blutdruckabfall, Arrhythmie

Grad 3 (zusätzlich zu den Symptomen aus Grad 1 und 2):
- Stuhlabgang
- Zuschwellen der oberen Atemwege (Larynxödem), Verkrampfen der Bronchialmuskulatur, Zyanose
- ausgeprägte Schocksymptomatik sowie Bewusstseinsstörung

Grad 4:
- Atem- und Kreislaufstillstand

Basismaßnahmen:
- Ursache erkennbar? Entfernen des Allergens (zum Beispiel den Stachel, Stoppen der Medikamentenzufuhr etc.)
- Anaphylaktische Reaktion Grad 1: Ärztliche Abklärung
- Anaphylaktische Reaktion Grad 2–4: Alarmierung des Rettungsdienstes
- Anaphylaktische Reaktion Grad 4: Wiederbelebungsmaßnahmen
- hochdosierte Sauerstoffgabe ab Grad 2
- bei Atemnot: Oberköper aufrecht lagern
- bei Bewusstseinsminderung: Stabile Seitenlage
- bei Hypotonie ohne Bewusstseinsminderung: Flachlagerung
- mögliche Notfallmedikamente: (nach ärztlicher Anordnung)
    - Intramuskuläre Gabe von Adrenalin (»Notfallspritze«) ab Grad 2
    - Fenistil® (Antihistaminikum), Dercotin® (Glukokortikoid)

4.7.3 Sepsis

Bei einer Sepsis liegt eine infektionsbedingte, systemische Entzündungs-reaktion des Körpers vor. Besonders empfänglich für eine Sepsis sind Personen mit Beeinträchtigungen des Immunsystems. Die systemische Entzündungsreaktion hat ein Multiorganversagen zur Folge, welches in einem septischen Schock mündet. Es handelt sich um eine lebensbedrohliche Erkrankung mit hoher Sterblichkeitsrate. Es ist für das Überleben der Betroffenen entscheidend, frühzeitig die Symptome richtig zu deuten und eine Weiterbehandlung einzuleiten.

Liegt eine systemische Entzündungsreaktion des Körpers aufgrund anderer Ursachen als einer Infektion vor, wird von einem SIRS gesprochen. Ursachen dafür wären hier beispielsweise allergische Reaktionen, Ischämien oder Blutungen.

Im Verlauf der Erkrankung kommt es aufgrund der Entzündungsreaktion im Körper – ähnlich wie bei der anaphylaktischen Reaktion-, zu Gefäßweitstellungen und dem Übertritt von Flüssigkeit aus den Gefäßen in den Zwischenzellraum sowie zu Gerinnungsstörungen. Daraus leiten sich die Symptome ab.

SIRS = Systemic Inflammatory Response Syndrome

Symptome:
- Bewusstseinsminderung bis Bewusstlosigkeit
- Verwirrtheit
- Tachykardie
- Erhöhte Atemfrequenz
- Hypotonie
- Körpertemperatur über 38,0 °C oder unter 36,0 °C
- Zeichen einer Infektion (entzündete Wunden, rote Fleckchen auf dem Körper, Zeichen eines Harnwegsinfekts, Lungenentzündung, Bauchfellentzündung usw.)
- geringere oder stoppende Harnausscheidung

Neben den eben genannten Symptomen sollte der sogenannte quick SO-FA-Score genutzt werden. Dieser zeigt an, wie hoch der Schweregrad der Organdysfunktion und somit das Risiko einer erhöhten Sterblichkeitsrate ist. Ein hoher Schwergrad wird dann vermutet, wenn neben dem Verdacht auf eine vorliegende Entzündung/Infektion mindestens zwei der folgenden drei Kriterien erfüllt sind:

1. Bewusstseinsveränderung
2. Atemfrequenz $\geq$ 22/Minute
3. Systolischer Blutdruck $\leq$ 100 mmHg

Basismaßnahmen:

- Erkennen Sie eine Sepsis / ein SIRS frühzeitig.
- Es erfolgt mindestens eine ärztliche Abklärung.
- Bei Bewusstseinsminderung oder Kreislaufproblematik: Alarmierung des Rettungsdienstes
- Bei Bewusstseinsminderung: stabile Seitenlage
- ansonsten: Flachlagerung
- hochdosierte Sauerstoffgabe
- Beachten Sie den Infektionsschutz!

5 Übergabe

Im Folgenden wird dargestellt, wie die Übergabe einer akut erkrankten Person ablaufen sollte. Zudem werden die Strukturen des Rettungsdienstes und des kassenärztlichen Bereitschaftsdienstes näher erklärt, damit Sie einen Eindruck davon bekommen, wer Ihr Gegenüber ist.

Dies ist notwendig, um im Rahmen der Zusammenarbeit – auch und gerade wenn es zu Komplikationen kommt –, die Situationen besser einschätzen zu können.

5.1 Rettungsdienst

Die Aufgaben des Rettungsdienstes sind in jedem Land durch das Landesrettungsdienstgesetz geregelt. Sie umfassen die Notfallrettung, die Bewältigung von Großschadensereignissen (MANV), den Intensiv- sowie qualifizierten Krankentransport.

> **Definition**   **Was ist Notfallrettung?**
>
> Versorgung von »[...] *lebensbedrohlich Verletzten oder Erkrankten und [...] Personen, bei denen schwere gesundheitliche Schäden zu erwarten sind, wenn sie nicht unverzüglich medizinische Versorgung erhalten, [...]*«
> (§ 2 Absatz 2 Satz 1 des Niedersächsischen Rettungsdienstgesetztes)
>
> **Was ist ein qualifizierter Krankentransport?**
> »*Transport nach ärztlicher Verordnung von Kranken, Verletzten oder Hilfsbedürftigen, bei denen eine fachgerechte Betreuung während des Transports notwendig ist oder eine Zustandsverschlechterung erwartet wird.*« (§ 2 Absatz 2 Satz 3 des Niedersächsischen Rettungsdienstgesetztes)

Durch die unterschiedlichen Zuständigkeiten kann es zu regionalen Unterschieden im Rahmen der Versorgung von Notfallpatienten kommen. Besonders fällt die Uneinheitlichkeit bei der Durchführung von Standardversorgungsmaßnahmen auf. In ihnen ist geregelt, wie beispielsweise ein Patient mit starken Schmerzen nach einem Unterarmbruch behandelt werden soll. Da aber jeder Landkreis, jede kreisfreie Stadt und ausgewählt Städte den Rettungsdienst selbst organisiert, kommt es zu unterschiedlichen Vorgaben. Das bedeutet, dass zum Beispiel der Rettungsdienst A bei einem Knochenbruch ein Schmerzmittel zur Linderung der Beschwerden geben soll. Im Nachbarlandkreis ist das durch den Rettungsdienst B nicht vorgesehen.

5.1.1 Qualifikationen im Rettungsdienst

Die Versorgungsstandards der Rettungsfachkräfte sind regional sehr unterschiedlich geregelt.

Hier wird zwischen ärztlichen sowie nicht-ärztlichen Qualifikationen unterschieden. Die ärztliche Qualifikation ist die des Notarztes oder der Notärztin. Dabei handelt es sich um ausgebildetes ärztliches Personal, mit der Zusatzqualifikation Notfallmedizin oder dem Fachkundenachweis Rettungsdienst. Um diese Qualifikation zu erlangen, müssen Tätigkeiten auf Intensivstationen,

in der Anästhesie und in Notaufnahmen nachgewiesen werden. Außerdem erfolgt eine kurze theoretische Ausbildung sowie das Hospitieren auf einem notarztbesetzten Rettungsmittel, auf dem erste Erfahrungen im Rettungsdienst gesammelt werden. Das notärztliche Personal stellt die höchstqualifizierteste Gruppe im Rettungsdienst dar.

Die höchste Qualifikation des Rettungsfachpersonals ist die des Notfallsanitäters, bzw. die der Notfallsanitäterin. Dabei handelt es sich um eine dreijährige Berufsausbildung. Notfallsanitäter sollen nach ihrer Ausbildung unter anderem in der Lage sein, den Gesundheitszustand des Notfallpatienten zu beurteilen, medizinische – auch invasive und medikamentöse – Maßnahmen der Erstversorgung durchzuführen und die betroffene Person weiterer ärztlicher Versorgung zuzuführen. Sie sind in der Regel als Fahrzeugführer auf einem Rettungswagen eingesetzt. Außerdem fahren sie das Notarzteinsatzfahrzeug und assistieren dabei den Notärzten. Die Notfallsanitäterausbildung löste 2014 die des Rettungsassistenten ab, die bis dahin die höchste Berufsausbildung des Rettungsfachpersonals darstellte. Ziel der neuen Ausbildung ist, die Versorgungsqualität von Notfallpatienten zu verbessern.

> Zu unterscheiden sind:
> Notarzt,
> Notfallsanitäter,
> Rettungsassistent und
> Rettungssanitäter.

Eine weitere Qualifikation im Rettungsdienst stellt die des Rettungssanitäters / der Rettungssanitäterin dar. Dabei handelt es sich um eine 520-stündige Ausbildung. Rettungssanitäter werden als Fahrer eines Rettungswagens und im Rahmen der Assistenz im Notfalleinsatz eingesetzt. Außerdem leiten Sie als Fahrzeugführer die Durchführung von qualifizierten Krankentransporten.

5.1.2 Rettungsmittel

Im Rahmen der Notfallrettung und des qualifizierten Krankentransportes stehen zahlreiche Fahrzeuge zur Verfügung. In der Notfallrettung wird vor allem der Rettungswagen eingesetzt, auch RTW abgekürzt. Er ist für den Transport von Notfallpatienten sowie für die erweiterte medizinische

Ein Rettungsmittel ist ein Fahr-, Wasser- oder Luftfahrzeug des Rettungsdienstes einschließlich des Rettungsmaterials sowie der Transportgeräte.

Behandlung und Überwachung ausgestattet. Dazu gehören unter anderem ein Notfallbeatmungsgerät, ein Defibrillator, Spritzenpumpen sowie Notfallmedikamente. Zusätzlich kann noch ein Notarzteinsatzfahrzeug (NEF) eingesetzt werden. Dieses dient dem Transport des notärztlichen Personals sowie der erweiterten medizinischen Ausstattung. Dazu gehören beispielsweise Materialien der chirurgischen Notfallversorgung und zusätzliche Notfallmedikamente, die im Rettungswagen nicht zur Verfügung stehen. Ein weiteres Rettungsmittel ist der Rettungshubschrauber (RTH). Der Vorteil dieses Rettungsmittels besteht darin, dass es schnell an weiter entfernte sowie schwer erreichbare Einsatzstellen kommt. Neben einem Piloten ist er – wie das Notarzteinsatzfahrzeug auch – mit einem Notarzt und einem Notfallsanitäter oder Rettungsassistenten besetzt. Ein weiterer Vorteil ist, dass ein Rettungshubschrauber ebenfalls Transporte durchführen kann. Deshalb dient er nicht nur dem Transport des ärztlichen Personals zur Einsatzstelle, sondern besonders dem Transport von Schwerverletzten oder anderen zeitkritischen Patienten, die in weiter entfernte Krankenhäuser transportiert werden müssen. Ein Sonderfahrzeug des Rettungsdienstes ist ein sogenannter Schwerlast-Rettungswagen. Dieser ist ausgestattet wie ein normaler Rettungswagen. Jedoch kann er Personen mit einem Körpergewicht von bis zu 450 kg transportieren. Einige Fahrzeuge schaffen sogar noch höhere Gewichte.

Im qualifizierten Krankentransport steht in der Regel ein Krankentransportfahrzeug zur Verfügung. Dieses verfügt über einen Tragestuhl, eine Rolltrage sowie über Sauerstoff und eine kleine Notfallausrüstung. Es muss dabei mindestens einer der Besatzungsmitglieder über die Qualifikation eines Rettungssanitäters verfügen.

5.2   Kassenärztlicher Bereitschaftsdienst

Liegt keine lebensbedrohliche Erkrankung oder Verletzung vor, wird es regelmäßig nicht notwendig sein, den Rettungsdienst zu alarmieren. Für eine hausärztliche (Notfall-)Versorgung steht der ärztliche Bereitschafts-

dienst außerhalb der normalen Sprechzeiten zur Verfügung. Dabei können die Fach- und Hausärzte auch direkt in das Pflegeheim kommen. Reicht eine ambulante Behandlung nicht aus, kann eine Einweisung mittels eines Krankentransportwagens in das Krankenhaus durch die behandelnden Ärzte erfolgen.

Info

Bei den Bereitschaftsdiensten können Ärzte aller Fachrichtungen ihren Dienst tätigen. Dabei handelt es sich in der Regel um niedergelassene Ärztinnen und Ärzte aus der Region.

Mögliche Fälle für den Bereitschafsdienst sind unter anderem Erkältungen mit Fieber, anhaltender Brechdurchfall bei mangelnder Flüssigkeitsaufnahme, akute Harnwegsinfekte sowie akute Rücken- und Bauchschmerzen. [5]

Beachten Sie, dass der ärztliche Bereitschaftsdienst meistens nicht von der Rettungsleitstelle koordiniert wird. Wählen Sie deshalb bei nicht lebensbedrohlichen Notfällen direkt die Telefonnummer des ärztlichen Bereitschaftsdienstes, wenn Sie eine hausärztliche Behandlung benötigen.

Der ärztliche Bereitschaftsdienst ist bundesweit unter der Rufnummer 116117 (ohne Vorwahl) erreichbar.

5.3   Ablauf einer Übergabe

Sind die angeforderten Fachkräfte bei Ihnen eingetroffen, müssen Sie sie über den Zustand der betroffenen Person sowie über Ihre erhobenen Befunden und durchgeführten Maßnahmen informieren. Nur dann kann eine zielgerichtete Weiterbehandlung zügig stattfinden. Wichtig ist auch, dass

---

[5] https://116117info.de/html/de/bereitschaftsdienst.php

Sie nach der Übergabe nicht einfach den Notfallort verlassen. Möglicherweise werden Sie noch während der Notfallversorgung für eine Fremdanamnese oder zum Unterstützen der Fachkräfte benötigt. Sprechen Sie sich deshalb mit den Einsatzkräften vor Ort ab, bevor Sie weggehen.

Eine Übergabe an die Rettungsfachkräfte könnte folgendermaßen ablaufen:

1. Alle Beteiligten unterbrechen ihre Tätigkeiten und verfolgen die Übergabe (Wichtig: lebensrettende Maßnahmen wie beispielsweise eine Herzdruckmassage werden natürlich weitergeführt!).
2. Die Pflegefachkraft, welche die Übergabe durchführt, stellt sich mit ihrem Namen und ihrer Funktion vor.
3. Der Teamführer des Rettungsdienstes stellt sich ebenfalls vor.
4. Die Übergabe erfolgt nun durch die zuständige Pflegekraft:
   4.1 Name und Alter der betroffenen Person
   4.2 kurze Darstellung der Notfallsituation, des Ereignisses und der Hauptproblematik/ des Leitsymptoms
   4.3 Mitteilen der Ersteinschätzung nach dem BAK-Schema und der eingeleiteten Maßnahme/n
   4.4 Übergabe der erhobenen Erkenntnisse aus der SAMPLE-Anamnese sowie weiterer Informationen
   4.5 Übergabe eines Notfallbogens und gegebenenfalls der Patientenverfügung
5. Kurze Zusammenfassung der Übergabe durch den Teamführer des Rettungsdienstes und Rückfragen an die Pflegekraft
6. Übernahme der Behandlung / des Betroffenen durch den Rettungsdienst

Beispiel — Übergabe der Patientin Schmidt an das Rettungsteam

In diesem Beispiel wird die Übergabe der Bewohnerin Frau Schmidt exemplarisch dargestellt, die Sie schon aus dem vorherigen Beispiel kennen (▶ Kap. 3.3.6) (▶ S. 58).

Die von Ihnen alarmierte Besatzung des Rettungswagens trifft im Bewohnerzimmer ein. Es handelt sich dabei um den Notfallsanitäter Ralf Brandes und die Rettungssanitäterin Nadja Fehse.

Als zuständige Pflegekraft begrüßen Sie die Rettungskräfte und signalisieren, dass sie am richtigen Einsatzort angekommen sind. Sie klären kurz die Bewohnerin und ihre Angehörige darüber auf, dass Sie dem Rettungsdienst eine Übergabe machen, um sie über den Zustand der Betroffenen und den bisher erhobenen Befunde und die eingeleiteten Maßnahmen zu informieren. Davon sollten sich Frau Schmidt und ihre Tochter nicht irritieren lassen.

Nun werden allen Tätigkeiten an der Bewohnerin eingestellt, die nicht zwingend notwendig sind. Der Schutz vor einem Sturz aus dem Stuhl bleibt jedoch bestehen.

Sie stellen sich nun mit Ihrem Namen vor und geben an, die zuständige Altenpflegekraft zu sein. Außerdem sind Sie diejenige, die Erstmaßnahmen und Beurteilungen durchgeführt hat.

Im Anschluss stellt Herr Brandes sich mit seinem Namen und seiner Funktion sowie seine Teamkollegin vor.

Jetzt beginnt die eigentliche Übergabe. Sie enthält die folgenden Informationen:

- Frau Schmidt wird sowohl mit ihrem Namen als auch mit ihrem Alter vorgestellt. Außerdem erfolgt eine Vorstellung der Angehörigen mit Namen und Verwandtschaftsgrad, damit die Rettungsfachkräfte die zusätzliche Person im Raum zuordnen können.
- Es wird berichtet, dass bei Frau Schmidt der Verdacht eines Schlaganfalls besteht. Sie klagt über plötzlich aufgetretene Kopfschmerzen, Sprachstörungen sowie über verzögerte motorische und verbale Reaktion bei Aufforderung. Die Beschwerden sind akut gegen 15:50 Uhr aufgetreten, ohne dass ein Auslöser erkennbar ist.

- Bewusstseinslage: Frau Schmidt zeigt unklare Laute, kann jedoch bei geschlossenen Fragen mit Kopfbewegungen kommunizieren. Ihre Atemwege sind frei. Ebenso ist ihre Atmung unauffällig. Der SpO_2-Wer beträgt 97 % unter Raumluft, und es wird keine Luftnot angeben. Die Kreislaufparameter sind auffällig. Hier zeigt sich eine Hypertonie bei einem beidseits gleichen Blutdruckwert von 190/100 mmHg. Es waren keine Sofortmaßnahmen notwendig.
- Im Rahmen der erweiterten Untersuchung zeigt sich ein positiver FAST-Test: Es stellt sich ebenfalls ein hängender Mundwinkel bei einer Lähmung der linken Gesichtshälfte und eine Sprachstörung dar. Frau Schmidt ist nicht in der Lage, einen Satz nachzusprechen oder einen Gegenstand zu beschreiben. Die Symptomatik setzte akut in Anwesenheit der Tochter gegen 15:50 Uhr ein. Sowohl der Blutzuckerwert als auch die Körpertemperatur sind im Normalbereich. Die Pupillenkontrolle zeigt ebenfalls keine Auffälligkeiten.
- Neben den eben geschilderten Symptomen kann noch gesagt werden, dass bei Frau Schmidt eine Penicillinallergie vorliegt, sie Marcumar® und Beloc® aufgrund eines Vorhofflimmers und eines arteriellen Hypertonus einnimmt. Gegessen und getrunken hat sie zuletzt gegen 15:30 Uhr.
- Den Rettungskräften wird nun noch der Notfallbogen überreicht, den eine Kollegin in der Zwischenzeit ausgedruckt hat. Außerdem wird erklärt, dass keine Patientenverfügung vorliegt. Ebenfalls ist keine gesetzliche Betreuung vonnöten.
- Herr Brandes fasst die wichtigsten Punkte kurz zusammen und bedankt sich für die professionelle Übergabe. Er bittet die Pflegefachkraft ihn und seine Kollegin bei der Umlagerung von Frau Schmidt zu unterstützen.
- Die Übernahme der weiteren Behandlung wird nun durch den Rettungsdienst übernommen.

6 Vorbereitung auf die Notfallsituation

6.1 Organisatorische Maßnahmen

Damit alle »Zahnräder« im Notfall ineinandergreifen und eine gute Versorgung stattfindet, sollten etwaige Notfälle schon im Vorfeld gut vorbereitet sein. Im Vorhinein festgelegte Abläufe, wie im Notfall verfahren wird, sorgen für Sicherheit und ein strukturiertes Vorgehen. Klären Sie zum Beispiel folgende Fragen:

- Wer holt die Notfallausrüstung (Notfalltasche, AED usw.) während die Erstversorgung schon stattfindet?
- Wer weist die Rettungsfachkräfte ein und führt sie zum Notfallort?
- Wie können im Notfall weitere Helfer gerufen werden? Gibt es eine Kurzwahltaste für einen Sammelruf oder eine Lautsprecherdurchsage?
- Wer hat bei der Versorgung einer erkrankten Person »den Hut auf« und koordiniert die Hilfsmaßnahmen?
- Wer organisiert den aktuellen Notfallbogen der betroffenen Person mit den aktuellen Informationen?
- Wie wird sofort ersichtlich, ob das Einleiten von Wiederbelebungsmaßnahmen von der betroffenen Person erwünscht ist? Nutzen Sie Entscheidungshilfen für den Notfall? Klären Sie beispielsweise mit dem Palliativnetzwerk das genaue Verhalten und Vorgehen in Notfallsituationen bei Palliativpatienten. Oder nutzen Sie Notfallausweise wie beispielsweise den Düsseldorfer Notfallausweis[6].

---

[6] Düsseldorfer Notfallausweis (https://www.duesseldorf.de/fileadmin/Amt13/presseanhang/180509-Notfallausweis-Palliativausweis.pdf)

Deshalb sollten Sie in Ihren Einrichtungen klare Notfall- sowie Evakuie-
rungspläne festschreiben und schulen. Jeder Plan kann nur so gut sein wie
seine Anwender. Also sollten diese Abläufe regelmäßig trainiert werden.
Binden Sie doch für Ihre Übungen auch die örtlichen Einsatzkräfte mit ein
und trainieren Sie zusammen. Je besser diese sich bei Ihnen auskennen,
umso flüssiger kann die Zusammenarbeit im Notfall laufen.

Nutzen Sie außerdem Hilfsmittel wie etwa Taschenkarten. Ebenso können
Sie für Ihr Vorgehen die in diesem Buch beschriebenen standardisierten Abläufe wie beispielsweise das BAK-Schema oder auch den Ablauf einer Übergabe nutzen.

6.2 Notfallausrüstung

Um im Notfall vollumfänglich helfen zu können, benötigen Sie gut sortier-
tes Material. Eine beispielhafte Inventarliste für Ihre Notfalltasche finden
Sie in der folgenden Tabelle[7] (▶ Tab. 10). Wichtig ist, dass Sie die Tasche für
Ihre individuellen Bedürfnisse zusammenstellen. Trainieren Sie zum Beispiel regelmäßig die Beatmung mit einem Beatmungsbeutel? Wenn ja, dann
sollten Sie auch über einen in Ihrer Notfalltasche verfügen! Wenn nicht,
greifen Sie auf einfachere Hilfsmittel wie eine Taschenmaske zurück.

Der Standort der Notfalltasche sollte deutlich sichtbar gemacht werden und
allen Mitarbeitern der Einrichtung bekannt sein. Ebenso ist es wichtig, dass
die Tasche schnell und einfach mitgenommen werden kann.

---

[7] Inventarliste für eine Notfalltasche, beispielsweise von BEMECO (http://www.bemeco.de/verband-
taschen/)

Tab. 10: Inventarliste Notfalltasche und weiteres Ausrüstungsgegenstände

Basisausstattung	Zusatzausstattung

• Einweghandschuhe (idealerweise Nitril)
• Kittelflasche Händedesinfektion
• Mundschutz
• Schutzbrille
• 10 Kompressen 10 x 10 cm
• 2 Verbandpäckchen M
• 2 Verbandpäckchen L
• 1 Verbandtuch 40 x 60 cm
• 1 Verbandtuch 60 x 80 cm
• Set aus Wundschnellverbänden
  6 cm + 8 cm Breite
• 2 Fixierbinden 6 cm
• 2 Fixierbinden 8 cm
• 2 Dreiecktücher
• 1 Rettungsdecke
• 1 Erste-Hilfe-Kleiderschere
• 2 Sofortkältekompressen
• Handabsaugpumpe
• Einwegbeatmungsbeutel
• Einmalbeatmungsmasken
• Guedeltuben Gr. 2–5
• Sauerstoffflasche
  (je nach Bedarf 0,8–2 l)
• Inhalations-Sauerstoffmaske
• Manuelles Blutdruckmessgerät
• Stethoskop
• Blutzuckermessgerät
• Fieberthermometer
• Finger-Pulsoxymeter
• Pupillenleuchte
	Je nach Schulung und Training der Mitarbeiter:
	• HWS-Stützkragen
	• Tourniquet (für stark blutende, nicht kontrollierbare Wunden)
	• Trauma-Bandagen (für stark blutende Wunden)
	• Augenspüllösung
	• Splitterpinzette Feilchenfeld
	• Zeckenzange
	• Wunddesinfektionsmittel
	• Universalschiene
	Weitere Ausrüstung:
	• Automatisierter externer Defibrillator (AED)

6

7 Lösungen für den Wissenstest

Im Folgenden werden die Lösungen der Fragen für den anfänglichen kleinen Wissenstest vorgestellt. Zusätzlich werden Sie an die Stellen des Buches
verwiesen, an denen Sie die Begründungen nachlesen können.

Frage 1: Richtige Antwort: 4 (▸ Kap. 2) (▸ Kap. 4.1)

Frage 2: Richtige Antwort: 3 (▸ Kap. 3.1) (▸ Kap. 3.1.1)

Frage 3: Richtige Antwort: 2 (▸ Kap. 3.1.1)

Frage 4: Richtige Antwort: 1 (▸ Kap. 3.1.2)

Frage 5: Richtige Antwort: 3 (▸ Kap. 3.1.2)

Frage 6: Richtige Antwort: 3 (▸ Kap. 3.1.2)

Frage 7: Richtige Antwort: 2 (▸ Kap. 3.2)

Frage 8: Richtige Antwort: 3 (▸ Kap. 3.2)

Frage 9: Richtige Antwort: 4 (▸ Kap. 3.3.1)

Frage 10: Richtige Antwort: 4 (▸ Kap. 3.3.3) (▸ Kap. 3.3.4) (▸ Kap. 3.3.5)

Literatur

Baller G, Bsullak-Trepte M, Glaese M et al. (2014): Notfallsanitäter: Lehrbuch für den Rettungsdienst. Cornelsen, Berlin.

Dönitz S, Flake F (Hrsg.) (2015): Mensch Körper Krankheit für den Rettungsdienst. Urban & Fischer Verlag, München.

Enke K, Flemming A, Hündorf HP et al. (Hrsg.) (2015): Lehrbuch für die präklinische Notfallmedizin. Berufskunde und Einsatztaktik. Stumpf+Kossendey Verlag, Edewecht.

Huch R, Jürgens KD (Hrsg.) (2011): Mensch Körper Krankheit, Urban & Fischer Verlag, München.

Luxem J, Runggaldier K, Karutz H, Flake F (Hrsg.) (2016): Notfallsanitäter Heute. Urban & Fischer Verlag, München.

NEAMT (Hrsg.) (2012): Präklinisches Traumamanagement. Urban & Fischer Verlag, München.

NEAMT (Hrsg.) (2013): Advanced Medical Life Support. Urban & Fischer Verlag, München.

Perkins GD, Handley AJ, Koster RW et al. (2015): Basismaßnahmen zur Wiederbelebung Erwachsener und Verwendung automatisierter externer Defibrillatoren. Notfall Rettungsmed 2015 18: 748–769.

Pjontek R, Scheibe F, Tabatabai J et al. (2016): Heidelberger Standarduntersuchung. HeiCuMed, Heidelberg.

Ring J, Beyer K, Biedermann T, Bircher A, Duda D, Fischer et al. (2014): Guideline for acute therapy und management of anaphylaxis. S2 guideline of DGAKI, AeDA, GPA, DAAU, BVKJ, ÖGAI, SGAI, DGAI, DGP, DGPM, AGATE and DAAB. Allergo J Int 2014 23: 96–112.

Internet

Arbeitsgemeinschaft der DDG; Arbeitskreis DPM (2017): Handlungs-richtlinie zur Delegation der Blutzuckerbestimmung bei Menschen mit Diabetes von examinierten Pflegefachkräften an nicht examinierte Pflegefachkräfte in stationären Pflegeeinrichtungen: https://www.deut-sche-diabetes-gesellschaft.de/fileadmin/Redakteur/Leitlinien/Praxis-leitlinien/170703_Handlungsrichtlinie_BZ_Delegation_Pflege_final_DDG_gesamt.pdf, Zugriff am 25. April 2018.

Bundesministerium der Justiz und für Verbraucherschutz, juris: StGB § 323c Unterlassene Hilfeleistung; Behinderung von hilfeleistenden Personen: https://www.gesetze-im-internet.de/stgb/__323c.html, Zugriff am 5. März 2018.

Bundesministerium der Justiz und für Verbraucherschutz, juris: Gesetz über den Beruf der Notfallsanitäterin und des Notfallsanitäters (NotSanG): https://www.gesetze-im-internet.de/notsang/BJNR134810013.html, Zugriff 4. April 2017.

Deutsche Hochdruckliga e. V. DHL, Bluthochdruck in Zahlen: https://www.hochdruckliga.de/bluthochdruck-in-zahlen-presse.html, Zugriff am 4. Februar 2018.

Der ärztliche Bereitschaftsdienst: https://116117info.de/html/de/bereit-schaftsdienst.php, Zugriff am 18. Juni 2018

Düsseldorfer Notfallausweis: https://www.duesseldorf.de/fileadmin/Amt13/presseanhang/180509-Notfallausweis-Palliativausweis.pdf, Zugriff am 6. Juni 2018

ERC Guidelines 2015: https://cprguidelines.eu/ (englisches Original), Zu-griff am 26. April 2018.

LV ÄLRD Niedersachsen/Bremen: NUN-Algorithmen zur Aus- und Fortbil-dung und als Grundlage zur Tätigkeit von Notfallsanitätern(innen) in Nie-dersachen(2018): http://www.mi.niedersachsen.de/download/109570/Empfehlung_Jahrgang_2017_der_AG_NUN_Niedersaechsische_Um-setzung_Notfallsanitaetergesetz_Nds._MBl._Nr._9_2017_S._219_.pdf, Zugriff am 18. Juni 2018

Reanimationsrichtlinien 2015: https://www.grc-org.de/wissenschaft/leit-linien (deutsche Übersetzung), Zugriff am 18. Juni 2018.

Schlingensiepen I (2018): Notfallausweis hilft Ärzten aus moralischer Zwick-
mühle: https://www.aerztezeitung.de/politik_gesellschaft/notfall-u-
katastrophen-versorgung/article/964290/leben-retten-nicht-notfall-
ausweis-hilft-aerzten-moralischer-zwickmuehle.html, Zugriff am
18. Juni 2018

Register

Notizen

Notizen

Der Taschenratgeber in Sachen Prophylaxen

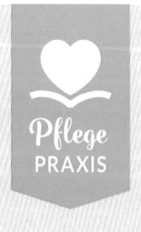

Pflege
PRAXIS

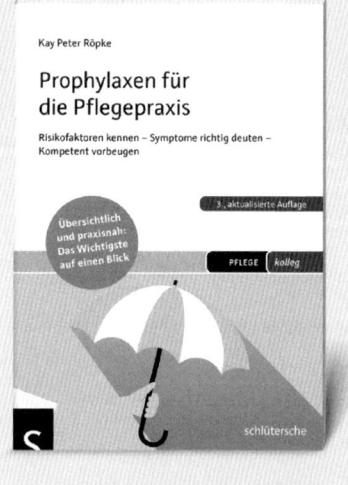

Kay Peter Röpke

Prophylaxen für die Pflegepraxis

Risikofaktoren kennen – Symptome richtig deuten – Kompetent vorbeugen

3., aktualisierte Auflage
100 Seiten, Softcover
ISBN 978-3-89993-846-3
€ 14,95

Auch als E-Book erhältlich

- Übersichtlich und praxisnah: Das Wichtigste auf einen Blick
- Ideal zum Berufseinstieg und zur Auffrischung
- Von »A« wie »Aspiration« bis »U« wie »Ulcus«: Kompakt aufbereitetes Wissen für den Alltag in der Pflege

»Gefährdungen, Risikopersonen und –faktoren sowie Prophylaxen. Mit diesen vier Punkten haben Sie das Wesentliche auf einen Blick.«

Kay Peter Röpke

Änderungen vorbehalten.

buecher.schluetersche.de 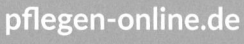 pflegen-online.de

Die Herausforderung Demenz meistern

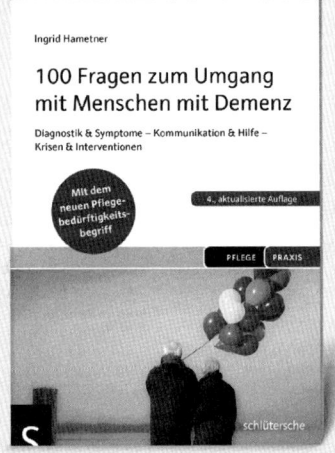

Ingrid Hametner

100 Fragen zum Umgang mit Menschen mit Demenz

Diagnostik & Symptome – Kommunikation & Hilfe – Krisen & Interventionen

4., aktualisierte Auflage
135 Seiten, Softcover
ISBN 978-3-89993-961-3
€ 19,95

Auch als E-Book erhältlich

- Kompetente Antworten rund um das Thema Demenz
- Mit dem neuen Pflegebedürftigkeitsbegriff
- Leicht verständlich, auch für Angehörige geeignet

»Die Pflege und Betreuung von Menschen mit Demenz verlangt Kenntnis und Qualität.«

Ingrid Hametner

Änderungen vorbehalten.

buecher.schluetersche.de   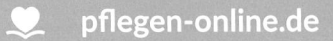   pflegen-online.de

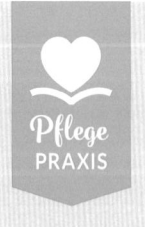

Aggression
professionell begegnen

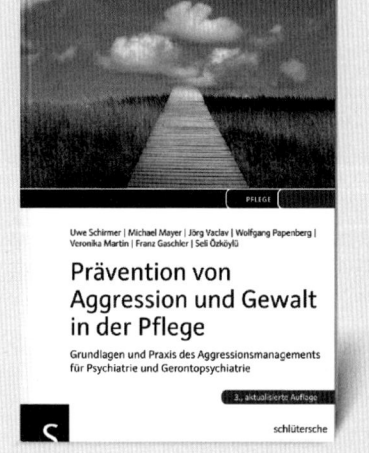

Mayer I Vaclav I Papenberg I Martin I Gaschler

Prävention von Aggression und Gewalt in der Pflege

Grundlagen und Praxis des Aggressionsmanagements für Psychiatrie und Gerontopsychiatrie

3., aktualisierte Auflage
104 Seiten, Hardcover
ISBN 978-3-89993-298-0
€ 24,95

Auch als E-Book erhältlich

- Praxisnah: Aggressive und gewalttätige Situationen im Arbeitsalltag einschätzen und bewältigen
- Hilfreich: Übungen und Tipps für den Arbeitsalltag
- Wissenswert: Informationen zu Aggression, Gewalt und Deeskalation

Änderungen vorbehalten.

buecher.schluetersche.de pflegen-online.de

Der Taschen-Coach

Pflege
MANAGEMENT

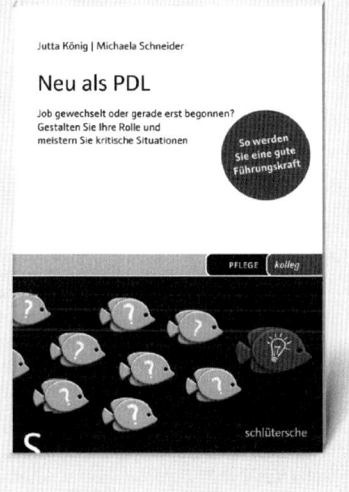

Jutta König I Michaela Schneider

Neu als PDL

Job gewechselt oder gerade erst begonnen? Gestalten Sie Ihre Rolle und meistern Sie kritische Situationen

184 Seiten, Softcover
ISBN 978-3-89993-397-0
€ 24,95

Auch als E-Book erhältlich

- Die Basis: Die Führungsrolle annehmen und gestalten
- Die Kür: Mitarbeiter führen, motivieren und organisieren
- Die Kompetenz: PDL-Knowhow kennen und anwenden

»Eine Führungsrolle wirklich auszufüllen, ist eine komplexe Aufgabe. Wir zeigen, worauf es ankommt.«

Jutta König & Michaela Schneider

Änderungen vorbehalten.

buecher.schluetersche.de   pflegen-online.de

David J. Gräter ist Notfallsanitäter, Praxisanleiter im Rettungsdienst, Pädagoge im Gesundheitswesen – Notfallpädagoge B. A., Organisatorischer Leiter Rettungsdienst und arbeitet als Lehrer für Notfallsanitäter an der Notfallsanitäterschule des Städtischen Klinikums Braunschweig gGmbH.